Fallbeispiele Rettungsdienst

Fallbeispiele Rettungsdienst

Peer G. Knacke

S+K

Verlagsgesellschaft Stumpf + Kossendey mbH, Edewecht 2005

Bibliografische Information der Deutschen Bibliothek

Die Deutsche Bibliothek verzeichnet diese Publikation in der Deutschen Nationalbibliografie; detaillierte bibliografische Angaben sind im Internet unter <http://dnb.ddb.de> abrufbar.

Satz: Weiß & Partner, Oldenburg
Druck: MediaPrint, Paderborn
Umschlaggestaltung: Sabine Sellier
Umschlagfotos: Torsten Moeser, Ralf Schnelle

ISBN-10 3-938179-18-X
ISBN-13 978-3-938179-18-5

Inhalt

Allgemeiner Teil

Antworten

Geleitwort

Neben der Erkennung der vitalen Bedrohung umfasst Notfallmedizin die Sofortmaßnahmen zur Abwendung der unmittelbaren Lebensgefahr, die Stabilisierung der Vitalfunktionen des Organismus sowie die gezielte organgerichtete Ersttherapie. Ein komplexes Geschehen, das von Ärzten und Rettungsdienstpersonal eine professionelle, schnelle und zielgerichtete Einschätzung des Notfallgeschehens und der Situation des Patienten erfordert, um die vitale Gefährdung zu erkennen und die notwendige Therapie einzuleiten.

Dieses Buch schließt eine Lücke in der breit gefächerten Literatur über Notfall- und Rettungsmedizin, indem es in einer übersichtlichen, klar strukturierten Form Fallbeispiele darstellt, die uns allen in der Notfallmedizin tätigen Ärzten und Mitarbeitern im Rettungsdienst täglich im Einsatz begegnen.

Das umfangreiche Bildmaterial macht das Buch zudem sehr anschaulich und lebendig, so dass es insgesamt all denjenigen eine Hilfe sein wird, die mit mehr, aber auch mit weniger Erfahrung in der Notfallmedizin tätig sind.

Prof. Dr. Petra Saur
Leiterin des Zentrums Anaesthesie, Schmerztherapie,
Rettungs- und Intensivmedizin der Sana-Kliniken Lübeck und Ostholstein GmbH

Vorwort

Rettungsdienst ist spannend und abwechslungsreich und stellt durch immer neue Herausforderungen ein hoch interessantes Tätigkeitsgebiet dar. Nur Sicherheit in der Diagnostik und Behandlung führen jedoch zu einer Zufriedenheit bei der Arbeit. Zur Aus- und Weiterbildung gibt es entsprechend umfangreiche notfallmedizinische Literatur und ein breites Fortbildungsangebot – schließlich erfordert die Tätigkeit vom gesamten Rettungsdienstpersonal fachübergreifend umfassende medizinische Kenntnisse zur sicheren Therapie eines breiten Spektrums an Notfällen.

Erfahrungsgemäß erfreuen sich seit Jahren vor allem praxisnahe Fallschilderungen einer großen Beliebtheit. So entstand die Idee zu diesem Buch: Dargestellt werden Ihnen in einem klar gegliederten Schema reale Einsätze und die durchgeführte Therapie, gefolgt von einer Diskussion. Damit Sie sich eingehend mit den Einsätzen beschäftigen, werden Ihnen dazu Fragen – und im hinteren Teil des Buches deren Auflösung – präsentiert. Auch wenn internistische Notfälle im Rettungsdienstalltag häufiger sind, überwiegen in dieser Fallbeispielsammlung Notfälle aus dem Bereich der Traumatologie, da hier umfassendes und instruktives Bildmaterial vorliegt.

Neben der Versorgung nicht bedrohlicher Erkrankungen gilt es, insbesondere Patienten mit gefährdeten Vitalfunktionen professionell, schnell und zielgerichtet zu behandeln. Es hat sich bewährt, unabhängig vom Notfallgeschehen primär grundsätzlich die Vitalfunktionen zu überprüfen und diese bei Störungen entsprechend zu sichern. Daher wird die Therapie didaktisch gemäß dem LPN (Lehrbuch für präklinische Notfallmedizin, 3. Auflage 2005, Stumpf + Kossendey, Edewecht) in Elementar-, Standard- und spezielle Therapie eingeteilt. Die vorliegenden Fallbeispiele sollen Ihnen helfen, Einsatzsituationen einzuschätzen, vitale Gefährdungen zu erkennen und Therapien zu überdenken. Sie ersetzen somit keinesfalls ein Lehrbuch – vielmehr handelt sich um ein »Lern«buch.

Mein Dank gilt allen Rettungsdienstmitarbeitern für die Hilfe bei der Versorgung der Patienten und für die Unterstützung bei der Durchführung der Bilddokumentation. Meiner Chefärztin Frau Prof. Dr. Petra Saur danke ich für die gute Kooperation und das Ermöglichen des Buchprojektes. Weiterhin danke ich den Mitarbeitern des S+K-Verlages für die kreative Zusammenarbeit bei der Umsetzung der Ideen.

Ich wünsche den Lesern viel Spaß bei der Lektüre und hoffe, Ihnen über dieses Buch einige Tipps für den täglichen Einsatz auf den Weg geben zu können.

Peer G. Knacke, Oktober 2005

Abkürzungen

ABC-Schema	Atemwege freimachen, Beatmung, »Circulation«
Af	Atemfrequenz
AMV	Atemminutenvolumen
Charr	Charrière, Maßeinheit für Außendurchmesser (z.B. Tuben, Katheter; 1 Charr = 1/3 mm)
DDD-Schrittmacher	Herzschrittmacher mit Detektion (Erfassung der Herzaktion) und Stimulation auf Vorhof- und Kammerebene
$_{et}CO_2$	endexpiratorischer CO_2-Partialdruck
FiO_2	inspiratorische Sauerstoffkonzentration (1,0 = 100%)
G 14, G 18 etc.	Gauge, Maßeinheit für Außendurchmesser: je größer der Wert, desto kleiner der Außendurchmesser (z.B. Kanülen, venöse Zugänge)
GCS	Glasgow Coma Scale
HAES	Hydroxyethylstärke (Infusionslösung zum Volumenersatz)
Hf	Herzfrequenz
HZV	Herzzeitvolumen
i.v.	intravenös
LWK 1	1. Lendenwirbelkörper
mmHg	Millimeter Quecksilbersäule, Einheit für Druck
NEF	Notarzteinsatzfahrzeug
Pat.	Patient
PEEP	positiv endexpiratorischer Druck (»positive endexpiratory pressure«)
PTCA	perkutane transluminale coronare Angoplastie (Erweiterung verengter Herzkranzgefäße über einen Ballonkatheter)
QRS-Komplex	Kammerkomplex im EKG
QRS-Tachykardie	Kammertachykardie

RR	Blutdruck (Riva-Rocci-Messung)
RTH	Rettungshubschrauber
RTW	Rettungswagen
S_pO_2	pulsoxymetrisch gemessene partielle Sauerstoffsättigung
ST-Strecke	Abschnitt zwischen S- und T-Zacke des EKG, normalerweise in der Nulllinie verlaufend
Th	Thoraxwirbelkörper (Th4 = 4. Thoraxwirbel)
V.	Vena (Vene)
WPW-Syndrom	Wolff-Parkinson-White-Syndrom

1 Verkehrsunfall mit eingeklemmter Person

▶ Einsatzdaten

Am Morgen eines feuchten Dezembertages erfolgt in der Dämmerung vor Beginn der Einsatzbereitschaft des Rettungshubschraubers die Alarmierung des RTH-Arztes, der sich bereits auf der RTH-Station befindet. Das alarmierte NEF holt den Dienst habenden Notarzt sowie den zusätzlich alarmierten Arzt des Rettungshubschraubers ab. Drei RTW, Feuerwehr und OrgL sind ebenfalls alarmiert.

▶ Alarmierungsgrund

Schwerer Verkehrsunfall.

▶ Lage

Auf einer hügeligen Landstraße sind zwei Pkw mit hoher Geschwindigkeit im Waldbereich durch ein Überholmanöver frontal zusammengestoßen. In die verunfallten Fahrzeuge ist zusätzlich ein dritter Wagen nach Abbremsen mit geringer Geschwindigkeit hinein gefahren. Insgesamt finden sich drei Verletzte, davon zwei leicht Verletzte des einen Pkw (Mercedes) und ein eingeklemmter schwer Verletzter im zweiten Pkw, einem VW Golf. Der Patient des dritten Pkw ist unverletzt. Ein RTW ist bereits vor Ort, der zweite trifft zusammen mit dem NEF ein. Die beiden Notärzte teilen sich mit Hilfe der Rettungsassistenten die Versorgung der Patienten, der NEF-Notarzt übernimmt die leicht Verletzten, der RTH-Notarzt den eingeklemmten Patienten.

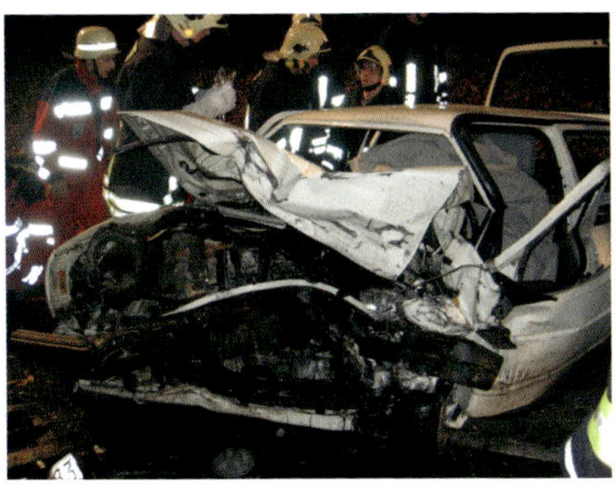

Abb. 1 ▶ Das zweite beteiligte Fahrzeug, ein VW Golf

Anamnese

Alle Patienten sind wach, die zwei Insassen des Mercedes geben kaum Beschwerden an, die Fahrzeugkabine ist weitgehend unzerstört. Der im stark beschädigten Golf eingeklemmte Patient ist ebenfalls orientiert, angeschnallt und kann den Unfallhergang genau beschreiben. Er klagt über starken Schmerz im Bereich des linken Armes und beider Beine. Luftnot bestehe nicht.

Befund

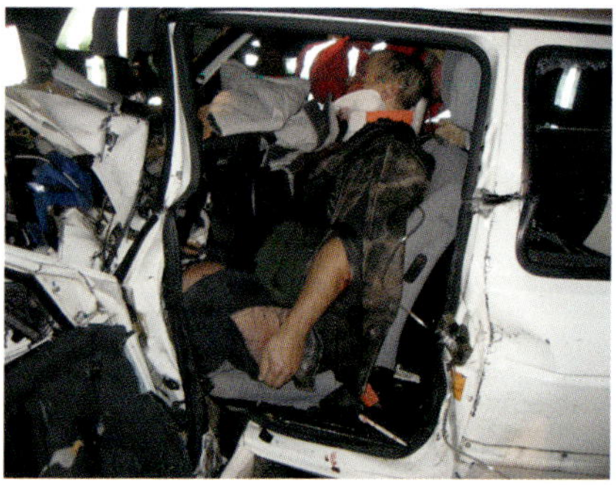

Abb. 2 ▶ Einklemmsituation von links

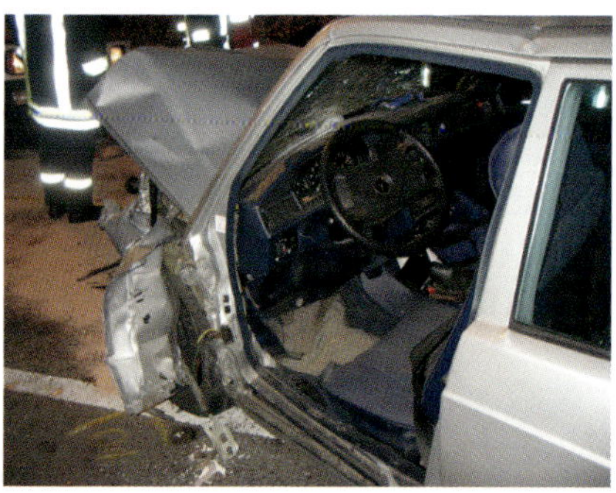

Abb. 3 ▶ Pkw ohne Airbag

Die leicht Verletzten weisen einige Prellungen auf und zeigen keine Störungen der Vitalfunktionen.

Der eingeklemmte Patient hingegen ist offensichtlich schwer verletzt. Das Lenkrad ist geringfügig verbogen; der Pkw hat keine Airbags. Der Patient ist im Becken-Bein-Bereich durch das Armaturenbrett und die Pedale eingeklemmt. Das Alter beträgt 46 Jahre, der Puls ist gut und kräftig tastbar. Die Ganzkörperuntersuchung zeigt Weichteilverletzungen im Gesicht mit einer Unterkieferfraktur, eine II° offene Ellenbogenfraktur linksseitig und Frakturen beider Oberschenkel. Folgende Messwerte werden erhoben: RR 120/80 mmHg, S_PO_2 93%, Hf 110, Af 15.

Differenzialdiagnostik

Überdenken Sie für den eingeklemmten Patienten die Differenzialdiagnosen. Lesen Sie nach, wie wir entschieden haben: Seite 142.

Besteht bei einem Patienten Lebensgefahr?

Wie lautet Ihre Antwort? Lesen Sie nach, wie wir entschieden haben: Seite 142.

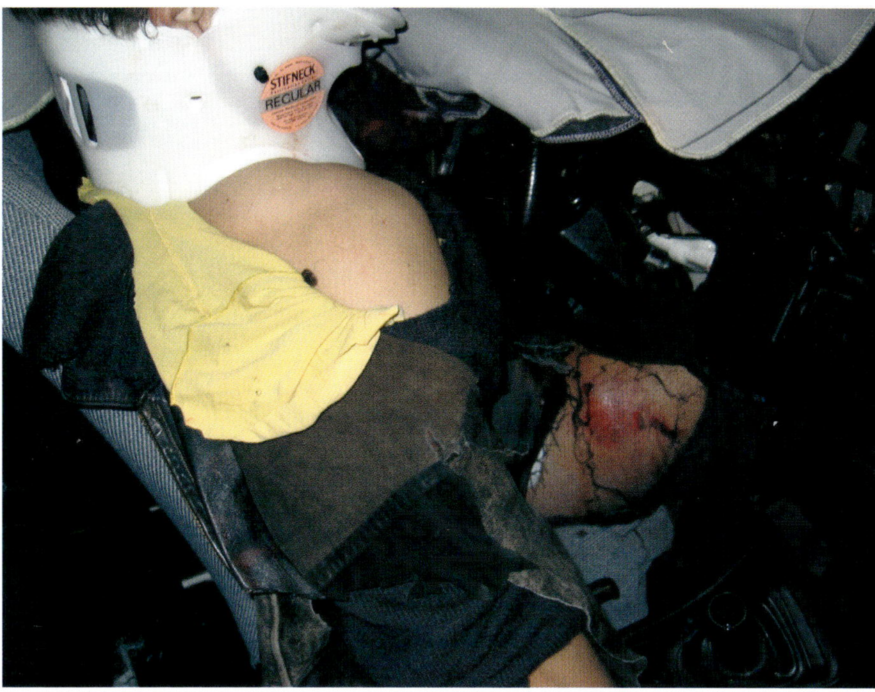

Abb. 4 ▶ Einklemmsituation von rechts, sichtbare Oberschenkelfehlstellung

Brauchen Sie weitere Informationen?

Weitere Informationen

Zunächst werden die Personalien des eingeklemmten Patienten sowie die Telefonnummern Angehöriger aufgenommen und dokumentiert.
Vorerkrankungen werden verneint.

Zur Differenzialdiagnose

Der eingeklemmte Patient ist unbestritten schwer traumatisiert. Ein Herzinfarkt führt ebenfalls zu Luftnot, Schmerz im Thorax und Abdomen. Hier ist ein Thoraxtrauma wegen des Unfallmechanismus (verbogenes Lenkrad) jedoch viel wahrscheinlicher.

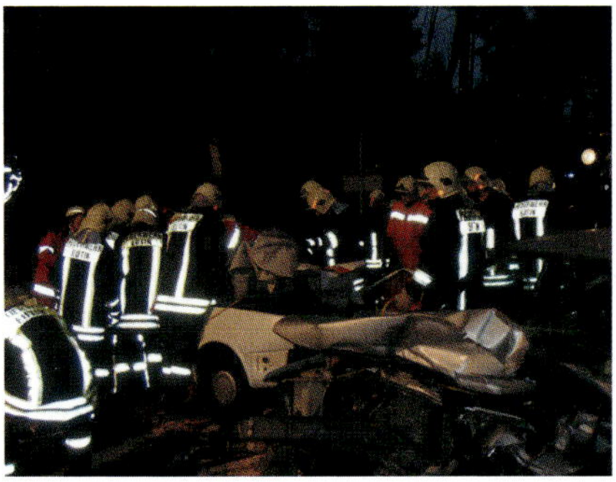

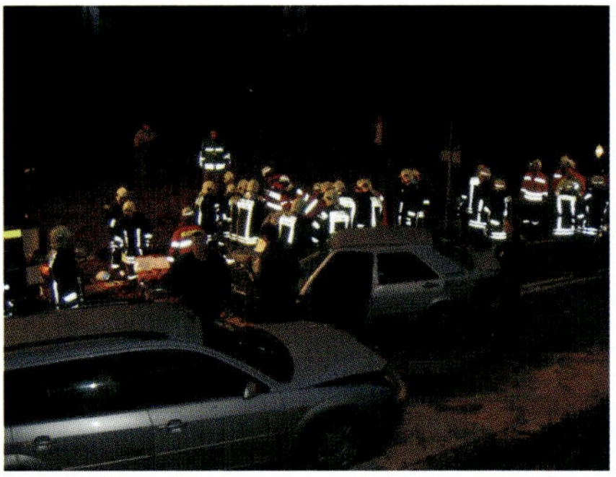

ABB. 5 – 6 ▶ Die Unfallsituation in der Übersicht

Verdachtsdiagnose

Überlegen Sie einen Augenblick.
Lesen Sie nach, wie wir entschieden haben: Seite 142.

▶ Therapie

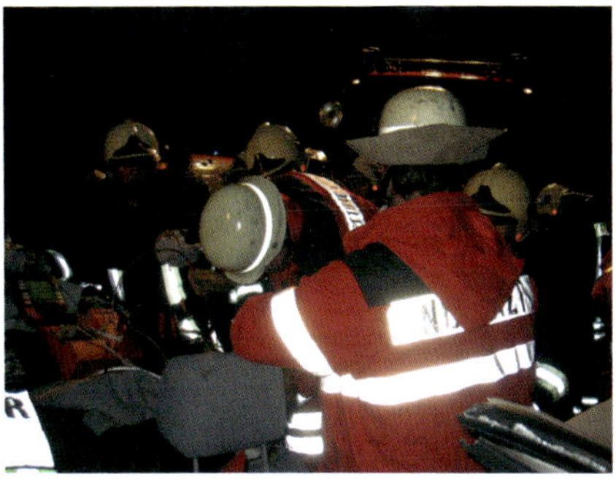

Abb. 7 ▶ Narkose unter Monitoring, Absaugbereitschaft

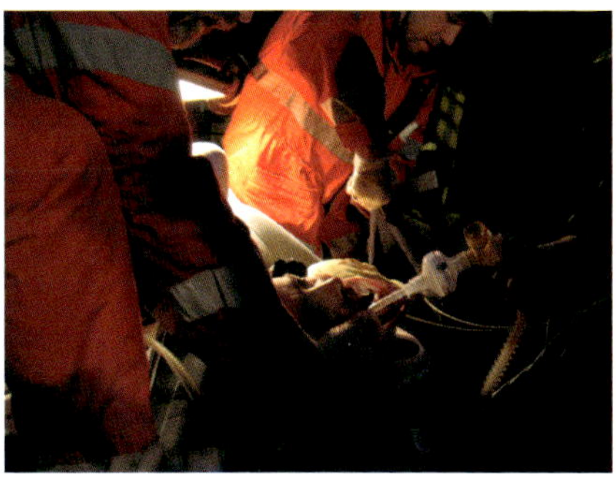

Abb. 8 ▶ Intubation im Pkw gelungen

Elementartherapie: Die Atemwege sind frei, die Atmung ist nicht behindert und der Kreislauf stabil. Dennoch ist der Kreislauf durch das Verletzungsmuster gefährdet und erfordert Volumensubstitution.

Standardtherapie: Nach Immobilisation der Halswirbelsäule erfolgt die Anlage von zwei großlumigen periphervenösen Zugängen (orange, G 14) am zugänglichen unverletzten rechten Arm, der aus dem Mandrin bestimmte Blutzucker beträgt 115 mg/dl. Danach werden HAES 10% und Ringerlösung infundiert. Parallel dazu wird das Monitoring komplettiert (neben S_pO_2 zusätzlich EKG und oszillometrische Blutdruckmessung) und Sauerstoff über eine Sauerstoffbrille mit hohem Flow gegeben. Zur Analgosedierung erhält der Patient nun 2 mg Midazolam und 50 mg Esketamin. Anschließend kann die Befreiung durch die Feuerwehr beginnen.

Spezielle Therapie: Abgesprochen wird mit dem Einsatzleiter der Feuerwehr zunächst das Abtrennen des Daches zur besseren Zugänglichkeit des Patienten, dann Narkoseeinleitung und endgültige Befreiung aus dem Pkw. Entsprechend wird verfahren. Während der Arbeiten ist die nochmalige Gabe von 50 mg Esketamin notwendig. Nach Abtrennen des Daches und Vorbereitung der Narkose wird diese mit 0,4 mg Fentanyl, 3 mg Midazolam und 20 mg Etomidat eingeleitet. Die orotracheale Intubation (Markierung 22, ID 8,0 mm) gelingt beim eingeklemmten Patienten ohne Probleme, eine orale Magensonde wird zusätzlich laryngoskopisch eingelegt, der Tubus sicher fixiert und nach Lagekontrolle des Tubus die maschinelle Beatmung angeschlossen (AMV 9 l, Af 10/min, PEEP 5 cm H_2O, FiO_2 1,0).

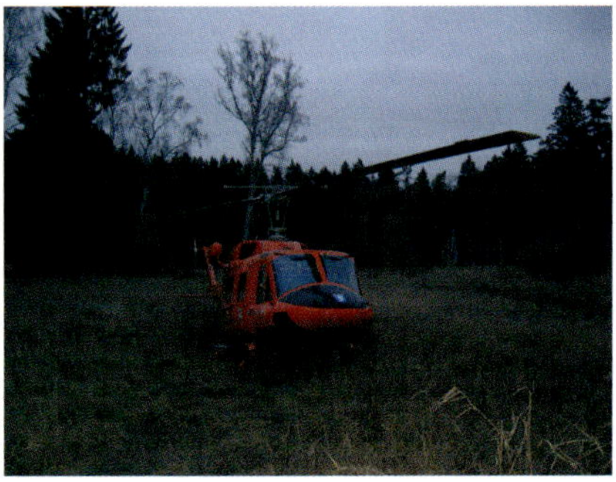

Abb. 9 ▶ Es wird hell, der RTH ist auf einer Waldlichtung gelandet

Die Kapnometrie zeigt anfänglich einen Wert von 45 mmHg, sodann können die Rettungsarbeiten fortgesetzt werden. Die Einklemmzeit beträgt 50 Minuten. Nach der Befreiung erfolgt mittels Schaufeltrage die Umlagerung auf die Vakuummatratze.

Inzwischen ist es so hell geworden, dass der RTH fliegen kann, er folgt dem Notarzt zum Einsatzort. Die Landung ist auf einer nahe gelegenen Lichtung möglich. Die Untersuchung des entkleideten Patienten im RTW erbringt keine weiteren Verletzungen, der Patient ist stabil. Ein zusätzlicher großlumiger venöser Zugang (blau, G 12) wird in die V. femoralis während des Heranholens der RTH-Trage eingelegt und sicher fixiert. Bereits während der Versorgung wird der Patient in einer Klinik der Maximalversorgung vorangemeldet. Nun erfolgen die Umlagerung in den RTH und der Austausch des Monitorings.

Die Flugzeit beträgt 12 Minuten, der Transport gestaltet sich komplikationslos. Insgesamt erhält der Patient präklinisch 1500 ml HAES 10%, 2000 ml Ringerlösung, 0,5 mg Fentanyl, 5 mg Midazolam, 20 mg Etomidat und 100 mg Esketamin.

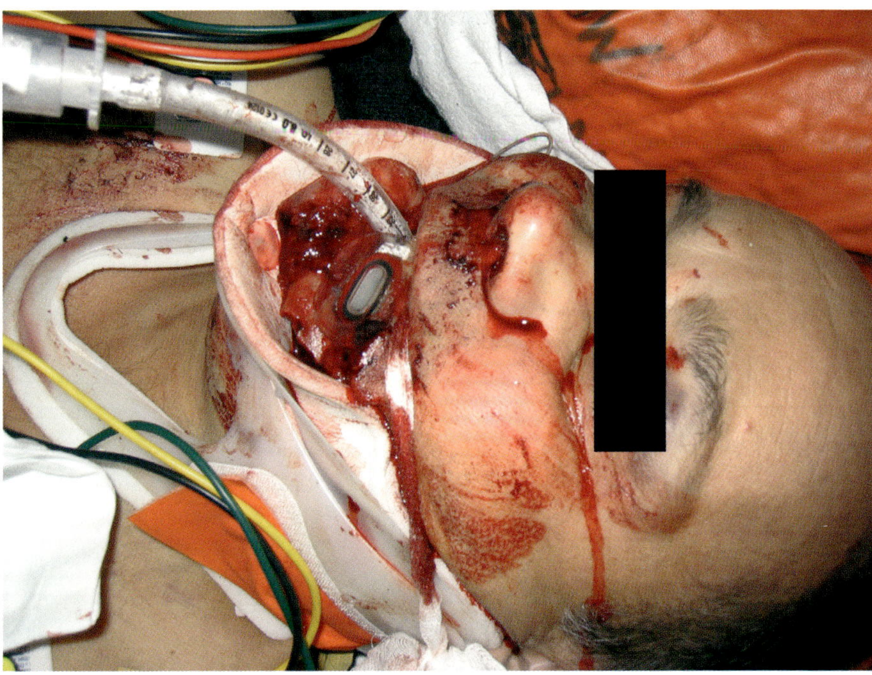

Abb. 10 ▶ Patient nach Rettung aus dem Fahrzeug

▶ Fragen

Welche Medikamente werden in welcher Dosierung zur Analgosedierung eingeklemmter Patienten eingesetzt? Nennen Sie unerwünschte Nebenwirkungen!

Bitte denken Sie ein Augenblick nach und notieren Sie für alle Medikamente die Dosierungen und Nebenwirkungen. Lesen Sie nach, wie wir entschieden haben: Seite 142.

Welches Monitoring ist bei eingeklemmten Patienten anzuschließen?

Bitte denken Sie ein Augenblick nach und blättern Sie dann auf Seite 143.

Was ist vor der Narkoseeinleitung bei eingeklemmten Patienten zu fordern?

Überlegen Sie und schlagen Sie dann die Seite 143 auf.

Welcher logistische Faktor spielt neben der medizinischen Versorgung eine große Rolle bei schwer Verletzten?

Antwort: Seite 143.

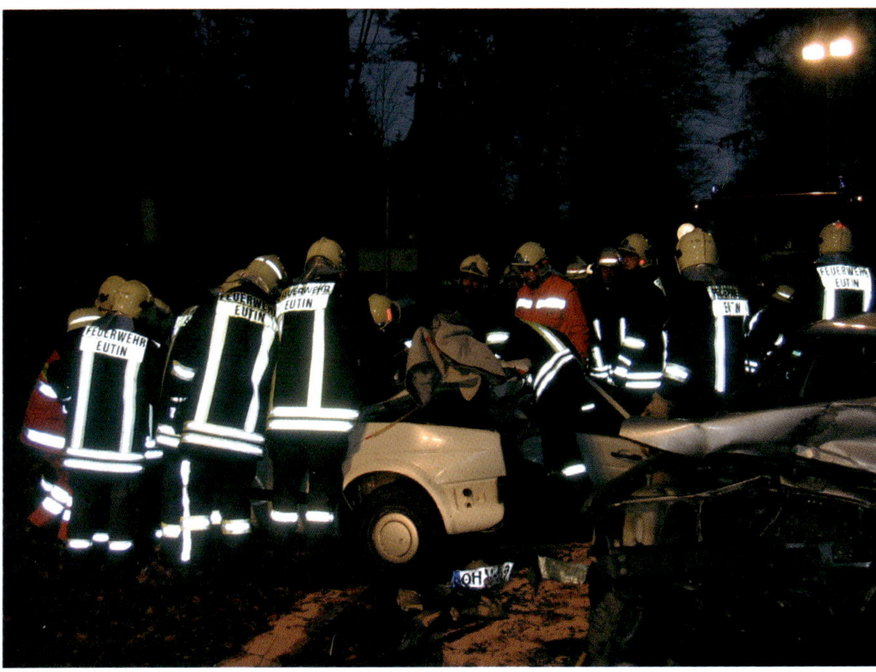

Abb. 11 ▶ Rettungsarbeiten

Diskussion

Der Unfallmechanismus führte bei dem eingeklemmten Patienten primär zur Verdachtsdiagnose Polytauma. Schwere Einklemmung, massiv verformte Fahrzeugkabine, verbogenes Lenkrad, fehlender Airbag sprechen für sich. Die verschiedenen Fahrzeugtypen zeigen die unterschiedlich wirksamen Schutzmechanismen und Knautschzonen. Immer ist an die frühe Halswirbelsäulen-Immobilisierung zu denken. Auch ist bereits während der Einklemmsituation das frühe Gerätemonitoring der Vitalfunktionen zu nutzen. Vor Überaktionismus in der Versorgung muss trotz des Bestrebens nach einer schnellen Befreiung gewarnt werden.

Jedem Patienten steht eine frühe Analgosedierung bei Schmerzen zu; vorerst ist, wenn immer möglich, an das Erfragen und die Dokumentation der Personalien zu denken und eine Ganzkörperuntersuchung vorzunehmen. Esketamin eignet sich in der Dosis von 0,25 – 0,5 mg/kgKG i.v. unter Supplementierung mit Midazolam (2 – 5 mg i.v. beim Erwachsenen) sehr gut zur Befreiung eingeklemmter Patienten. Ebenso kann man Opioide wie Fentanyl titrierend (je 0,05 – 0,1 mg i.v.) nutzen. Frühzeitig ist Sauerstoff mit hohem Flow zu applizieren.

Eine Narkose mit Intubation und Beatmung erfordert dagegen gute Zugänglichkeit des Patienten, da die Intubation gelingen muss. Ansonsten sind alternative Techniken der Atemwegssicherung wie Larynxmaske, Kombitubus, Larynxtubus oder sogar die Koniotomie notwendig. Daher wurde in vorliegendem Fall bewusst bis zur Narkoseeinleitung auf die Abtrennung des Daches gewartet. Da die Rettungsarbeiten jedoch voraussehbar lange andauerten und der Patient räumlich zugänglich war, wurde die Narkose zur Intubation und kontrollierten Beatmung eingeleitet. Die Beatmungsdrücke waren im Normbereich und es bestand kein Hinweis auf einen Pneumothorax.

Grundsätzlich ist zusätzlich an guten Wärmeerhalt zu denken, Scheinwerfer der Feuerwehr spenden ausgezeichnet Wärme, und dies auch bei Tageslicht.

Die Volumentherapie richtet sich nach dem Verletzungsmuster und dem vermuteten Volumenbedarf. Bei Verdacht auf innere Blutungen wird diskutiert, niedrige Blutdruckwerte zu tolerieren, um eine Zunahme der Blutung zu vermeiden (permissive Hypotonie).

Bei der Voranmeldung polytraumatisierter Patienten sind der Zustand (stabil/instabil) und spezielle Verletzungen (z.B. SHT, Gesichtverletzungen) sowie die voraussichtliche Eintreffzeit für eine optimale Vorbereitung der klinischen Versorgung anzugeben.

2 Notfall bei einer Strassenbaufirma

Einsatzdaten

Im August erfolgt über die Rettungsleitstelle um die Mittagszeit die Alarmierung von Rettungswagen und Notarzteinsatzfahrzeug zu einer Straßenbaufirma. Die Zeit bis zum Eintreffen am Notfallort beträgt bei schönem Wetter 7 Minuten.

Alarmierungsgrund

Nicht ansprechbare Person.

Lage

Die Rettungsmittel werden am Einsatzort durch Helfer eingewiesen. Der Notfallpatient liegt neben einem Lkw und bewegt sich spontan. Er ist desorientiert kann zu dem Notfallereignis keine Angaben machen. Eine akute Vitalgefährdung scheint nicht vorzuliegen.

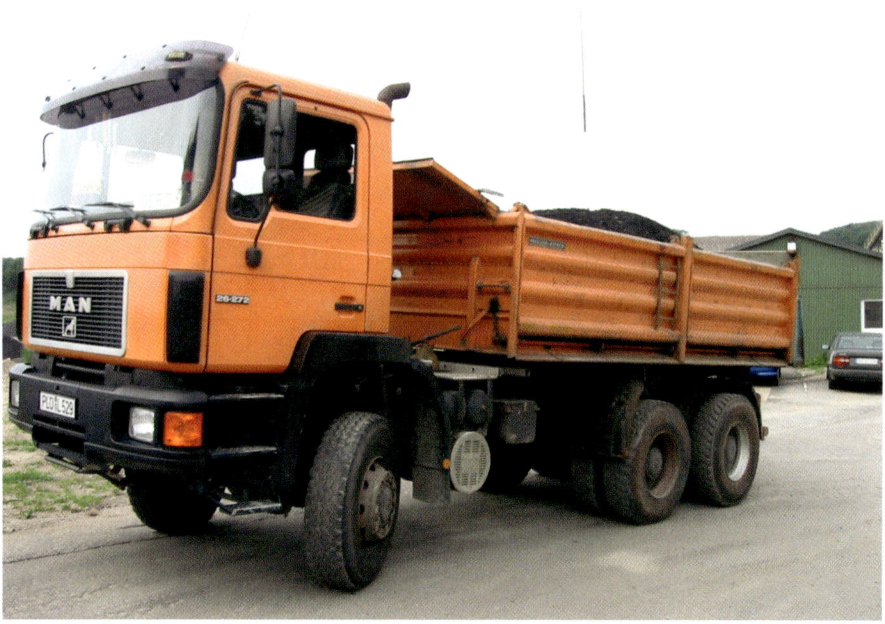

Abb. 1 ▶ Der Lkw der Straßenbaufirma

▶ Anamnese

Der Patient sei von Mitarbeitern bewusstlos auf dem Lkw liegend vorgefunden worden und wurde von diesen mit Hilfe eines Gabelstaplers von der Lkw-Ladefläche auf den Boden neben den Wagen gelegt. Die Liegedauer ist unklar, der Eintritt der Bewusstlosigkeit geschah unbeobachtet. Bekannt sei lediglich eine Zuckerkrankheit des Arbeitskollegen.

▶ Befund

Der Patient ist männlich, ca. 40 Jahre alt und hat einen gut tastbaren Puls. Er klart während der Untersuchung zunehmend auf. Folgende Messwerte werden erhoben: RR 135/90 mmHg, S_pO_2 96%, Hf 120, Af 12. Da der Speichel etwas blutig erscheint, wird eine Racheninspektion vorgenommen; hierbei zeigt sich ein klassischer Zungenbiss im seitlichen Zungenbereich. Zusätzlich lässt sich anhand des unangenehmen Gestankes erahnen, dass der Patient eingekotet hat. Da der Patient über keine Beschwerden klagt, wird auf eine weitere Untersuchung verzichtet.

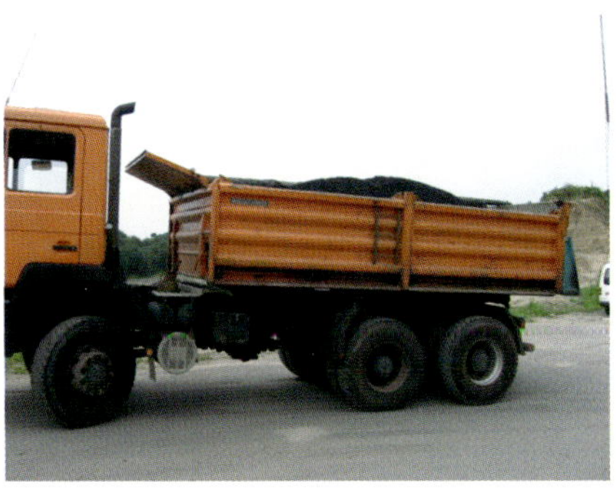

Abb. 2 ▶ Notfallort: Unterhalb dieses Lkw wurde der Patient vorgefunden

Differenzialdiagnostik

Bitte überdenken Sie die wahrscheinlichen Differenzialdiagnosen. Lesen Sie nach, wie wir entschieden haben: Seite 144.

Wie erfahren Sie, ob eine Epilepsie bekannt ist?

Entscheiden Sie und blättern Sie auf Seite 144.

Wie zuverlässig ist beim Krampfanfall ein EKG?

Entscheiden Sie und lesen Sie dann nach: Seite 144.
Weitere Informationen sind nicht vorhanden.

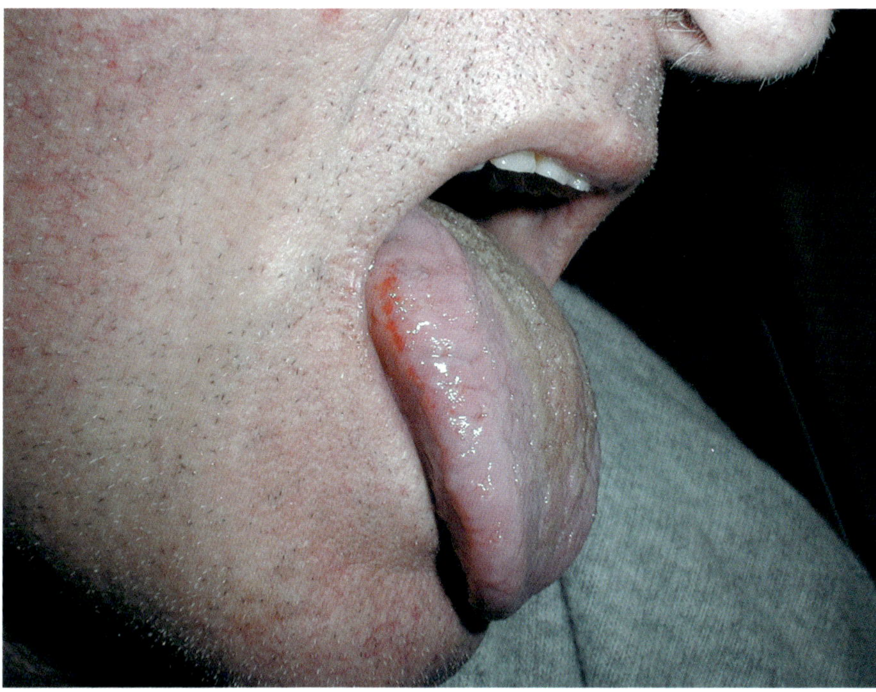

Abb. 3 ▶ Zungenbiss, wie er bei der Racheninspektion festgestellt wurde

Verdachtsdiagnose

Entscheiden Sie und schlagen Sie dann nach: Seite 144.

▶ Therapie

Elementartherapie: Die Vitalfunktionen scheinen nicht akut gefährdet, somit sind keine ABC-Maßnahmen notwendig.

Standardtherapie: Es erfolgt die Anlage eines periphervenösen Zuganges (grün, G 18), der aus dem Mandrin bestimmte Blutzucker beträgt 390 mg/dl. Zum Offenhalten des Zuganges wird Ringerlösung in langsamer Tropfenfolge infundiert. Nach Verbringen in den RTW erfolgt die telefonische Voranmeldung in der zentralen Aufnahme der nächstgelegenen Klinik mit der Diagnose »Zustand nach Krampfanfall, Diabetes mellitus«.

Im RTW wird zum vollständigen Monitoring das EKG angeschlossen. Hierbei fallen den Rettungsassistenten große Brandwunden am linken seitlichen Thorax des Patienten auf, die sich zunächst nicht erklären lassen. Daraufhin wird der Patient vollständig entkleidet und zeigt vom Thorax bis zum Bein großflächig II°-III°-Brandwunden.

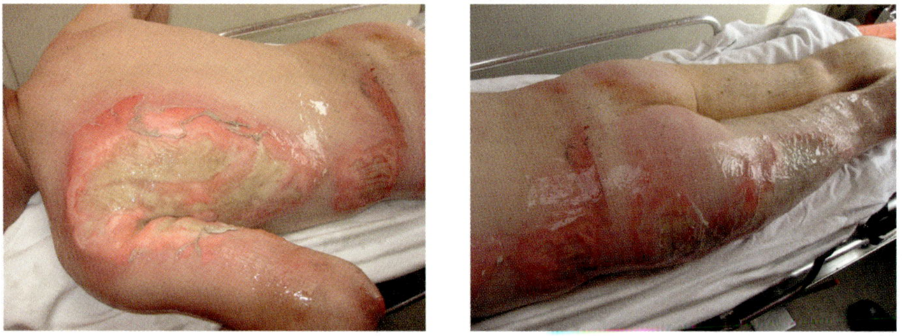

Abb. 4a – 4b ▶ Großflächige Brandwunden

Die genauere Untersuchung der Auffindesituation klärt die Entstehung der Brandwunden: Der Lkw ist mit Asphalt beladen, auf Nachfrage habe dieser eine Temperatur von 180 °C, daher wurde zum Eigenschutz auch der Gabelstapler für die Rettung eingesetzt. Der nun vollständig wache Patient hat eine Amnesie hinsichtlich des Geschehens, klagt jedoch zunehmend über diffuse Schmerzen im Bereich der Wunden.

Spezielle Therapie: Die Wunden werden mit Waterjel® versorgt und ein Rettungshubschrauber wird zum direkten Transport in ein Zentrum für Schwerbrandverletzte angefordert.

Die Zeit bis zum Eintreffen des Rettungshubschraubers beträgt 5 Minuten. Die Voranmeldung in dem nächstgelegenen Zentrum für Schwerbrandverletzte verläuft positiv, die Direkteinlieferung kann erfolgen. Daher wird die anfänglich vorinformierte Klinik über die Nichteinlieferung rückinformiert. Da der Patient noch über Schmerzen klagt, werden ihm fraktioniert 0,25 mg Fentanyl i.v. verabreicht sowie über einen weiteren periphervenösen Zugang (grau, G 16) 500 ml Ringer-Laktat zügig infundiert. Die initiale Kühlung mit Waterjel® wird beendet und stattdessen ein trockener Verband mit Metalline® angelegt.

Der Transport gestaltet sich komplikationslos, auf eine Intubation und Beatmung wird bei weitgehender Beschwerdefreiheit des Patienten verzichtet, der Patient verbleibt in Bauchlage. Die Ausdehnung der Brandwunden beträgt ca. 20%.

Nach 20 Minuten erfolgt die Übergabe des stabilen wachen Patienten im Zentrum für Schwerbrandverletzte. Der Blutdruck beträgt 130/80 mmHg,bei einer Herzfrequenz von 107, die pulsoxymetrisch gemessenene Sauerstoffsättigung S_pO_2 95%.

► Fragen

Wie ist ein Status epilepticus definiert?

Denken Sie nach und lesen Sie dann, wie wir entschieden haben: Seite 144.

Welche Maßnahmen zur Sicherung der Vitalfunktionen sind im Krampfanfall akut notwendig?

Denken Sie nach und prüfen Sie anschließend, wie wir entschieden haben: Seite 144.

Welche Medikamente werden zur Durchbrechung eines Krampfanfalles primär eingesetzt?

Überlegen Sie und lesen Sie dann nach, wie wir entschieden haben: Seite 145.

Worauf ist in der Erstversorgung von Brandverletzten bezüglich der Temperatur unbedingt zu achten?

Denken Sie nach und lesen Sie anschließend, wie wir entschieden haben: Seite 145.

Wieviel Infusionsvolumen sollen Schwerbrandverletzte erhalten?

Überlegen Sie kurz und schlagen Sie dann nach: Seite 145.

Diskussion

Bei jedem Unfallereignis ist es notwendig, den genauen Unfallmechanismus zu eruieren und eine vollständige Entkleidung des Patienten vorzunehmen (ein salopper, aber einprägsamer Spruch im Rettungsdienst lautet: »Keine Diagnose durch die Hose«). Im vorliegenden Fallbeispiel imponierte jedoch zunächst ein internistisch-neurologisches Krankheitsbild und hätte fast zum Übersehen der Verletzungen geführt. Ein Ganzkörpercheck ist jedoch bei unklarer Auffindesituation und nach Krampfanfall immer indiziert und auch anzuraten. Ebenso hätte eine Hypoglykämie zu einem Krampfanfall führen können und ist bei jedem Notfallpatienten auszuschließen.

Hier zeigten sich zusätzlich zu dem abgelaufenen Krampfanfall unklarer Genese Brandverletzungen. Der Schweregrad von Brandverletzungen korreliert mit der Tiefen- und Oberflächenausdehnung. Erstgradige Brandverletzungen sind durch Rötung und Schmerz gekennzeichnet, zweitgradige durch zusätzliche Blasenbildung und drittgradige durch weißlich bzw. schwarz verfärbtes Gewebe ohne Schmerz. Präklinisch wird die Ausdehnung zweit- und drittgradige Brandverletzungen in der Summe angegeben. Zur Einschätzung der verletzten Körperoberfläche dient die Neunerregel (siehe Fall 9, Abb. 5).

3 Sturz eines Kindes

Einsatzdaten

Am Nachmittag eines Sommertages erfolgt die Nachforderung des Rettungshubschraubers; NEF und RTW sind bereits vor Ort. Die Zeit bis zum Eintreffen beträgt 10 Minuten.

Alarmierungsgrund

Chirurgischer Notfall.

Lage

Vom Landeplatz wird die medizinische Besatzung des RTH abgeholt und zu einer großen Halle geführt. Auf dem Weg zum Einsatzort wird von Angestellten berichtet, ein Junge sei vom Dach in die Halle durchgebrochen und tief gestürzt. Hier befindet sich der RTW, in diesem sind der Patient, der Notarzt und Rettungsassistenten.

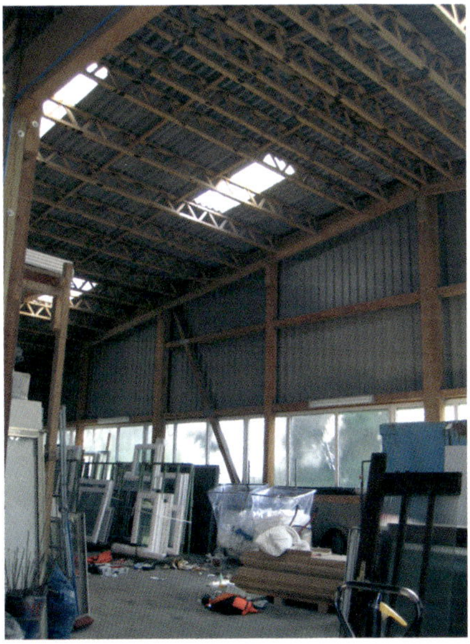

Abb. 1 ▶ Notfallort: eine Lagerhalle

Anamnese

Vom erstversorgenden Rettungsteam wird ebenfalls von dem Sturz aus großer Höhe berichtet. Der Junge selbst ist nicht zu befragen, da er notärztlich Ketamin bekommen hat. Zuvor sei er wach gewesen, wegen zunehmender Unruhe und Eintrübung wurde die Verabreichung von Ketamin notwendig.

Die Inspektion der Absturzstelle zeigt ein Loch im Dach der Halle, die etwa 9 m hoch ist. Auf Gegenständen scheint der Junge nicht aufgekommen zu sein. Eine kleine Blutspur auf dem Betonboden zeigt die Aufschlagstelle auf dem Betonboden.

Befund

Der Junge ist 9 Jahre alt und deutlich bewusstseinsgetrübt. Er öffnet die Augen auf Schmerzreiz, unverständliche Laute sind zu vernehmen, motorisch erfolgt die Reaktion seitengleich und gezielt auf Schmerzreiz (GCS 9). Folgende Messwerte werden initial erhoben: RR 110/60 mmHg, S_pO_2 96%, Hf 97, Af 12.

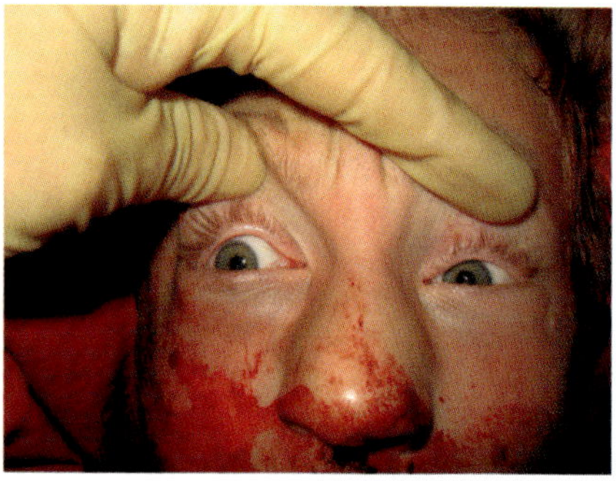

Abb. 2 ▶ Pupillenbefund

Die Untersuchung des Schädels zeigt Pupillen gleicher Größe mit prompter Lichtreaktion und eine sistierende Nasenblutung aus beiden Nasenlöchern. Das Gesicht scheint stabil. Die Halswirbelsäule ist bereits immobilisiert. Am Rumpf finden sich keine Prellmarken, der Thorax ist seitengleich belüftet und stabil, Abdomen ebenfalls unauffällig. Das Becken wirkt elastisch, fraglich besteht eine Beckenfraktur. Die Untersuchung der Extremitäten zeigt eine linksseitige, klinisch sichere Unterarmfraktur in Fehlstellung bei intakter Durchblutung und erhaltener Motorik. Die anderen Extremitäten scheinen unverletzt.

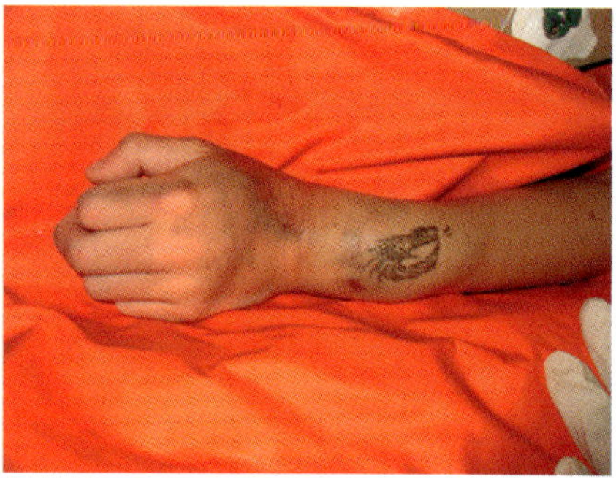

Abb. 3 ▶ Unterarmfraktur

Differenzialdiagnostik

Bitte denken Sie über mögliche Differenzialdiagnosen nach. Lesen Sie, wie wir entschieden haben: Seite 146.

Benötigen Sie für die Entscheidung weitere Informationen?

Weitere Informationen

Vorerkrankungen seien bei dem Jungen nicht bekannt.
Der Hallenboden besteht aus Beton.

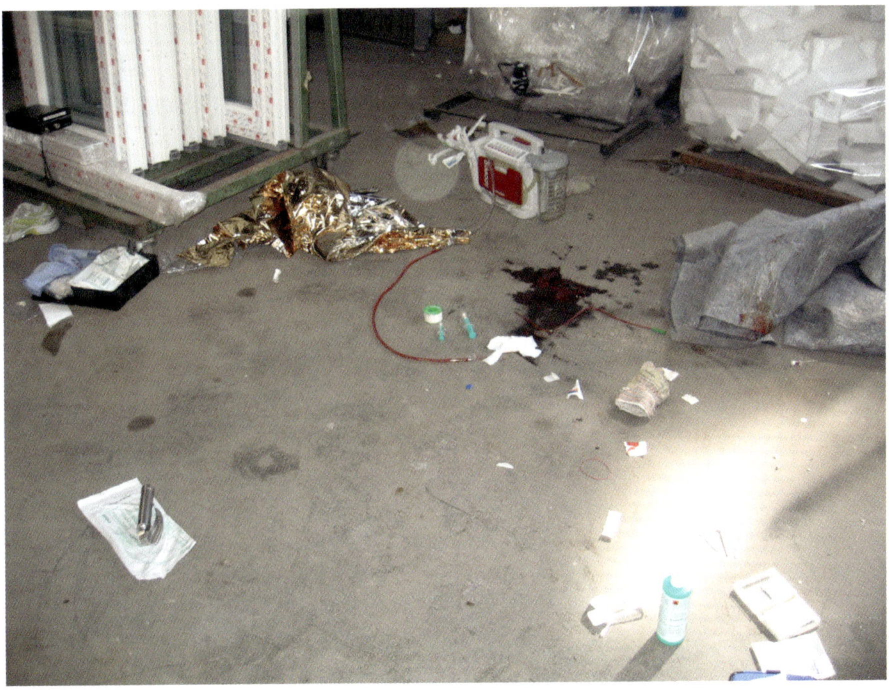

Abb. 4 ▶ Hallenboden aus Beton

Verdachtsdiagnose

Entscheiden Sie und lesen Sie dann nach: Seite 146.

Therapie

Elementartherapie: Die Vitalfunktionen sind stabil, die Atmung trotz der Bewusstseinstrübung suffizient. Wegen einer möglichen Verletzung der Halswirbelsäule ist eine Reklination des Kopfes kontraindiziert. Eine sofort einsatzbereite Absaugung wird in Bereitschaft gehalten.

Standardtherapie: Ein venöser Zugang (grün, G 18) liegt bereits am rechten Unterarm, zusätzlich wird ein zweiter Zugang (orange, G 14) in der rechten Ellenbeuge gelegt. An jedem venösen Zugang läuft Vollelektrolytlösung (Ringer). Der Junge erhält bereits Sauerstoff über eine Inhalationsmaske mit hohem Flow.

Spezielle Therapie: In Anbetracht des Unfallmechanismus lautet die Arbeitsdiagnose trotz der zunächst nur wenigen präklinisch sicher festgestellten Verletzungen: Polytrauma. Da der Junge bewusstseinsgetrübt ist, fällt nun der Entschluss zur Narkose, Intubation und Beatmung. Nach sorgfältiger Vorbereitung und Prüfung des Equipments wird die Narkose intravenös eingeleitet mit 120 mg Propofol und 0,15 mg Fentanyl. Der Tubus (ID 6,0) lässt sich unproblematisch und sicher platzieren. Nach zusätzlichem laryngoskopischem Legen einer Magensonde und unauffälliger Auskultation wird der Tubus fixiert und die maschinelle Beatmung angeschlossen (AMV 5,5 l, Af 15, FiO_2 1,0). Der Beatmungsdruck beträgt 17 mmHg. Zur Aufrechterhaltung wird Propofol 1% mit 30 ml/h über Spritzenpumpe gegeben.

Bereits während der medizinischen Versorgung von insgesamt 25 Minuten erfolgt über die Rettungsleitstelle die Voranmeldung in der benachbarten Klinik der Maximalversorgung mit allen notwendigen Fachabteilungen. Die Personalien des verunfallten Jungen und Telefonnummer von Angehörigen werden erforscht. Der Junge wird nun zum RTH transportiert.

Der Flug gestaltet sich unproblematisch, nach 7 Minuten kann der Junge an das wartende Team im Schockraum übergeben werden. Der Kreislauf und der Beatmungsdruck sind weiterhin stabil. Folgende Messwerte wurden bei Übergabe in der Zielklinik dokumentiert: RR 115/68 mmHg, Hf 92, Af 15, S_pO_2 100%, $_{et}CO_2$ 38 mmHg.

Fragen

Wie dosiert man im Kindesalter zur Narkose?

Entscheiden Sie und lesen Sie dann nach: Seite 146.

- Fentanyl?
- Etomidat (Hypnomidate®)?
- Propofol?
- Esketamin?
- Midazolam (Dormicum®)?

Wonach richtet sich die Tubusgröße?

Überlegen Sie und schlagen Sie dann nach: Seite 146.

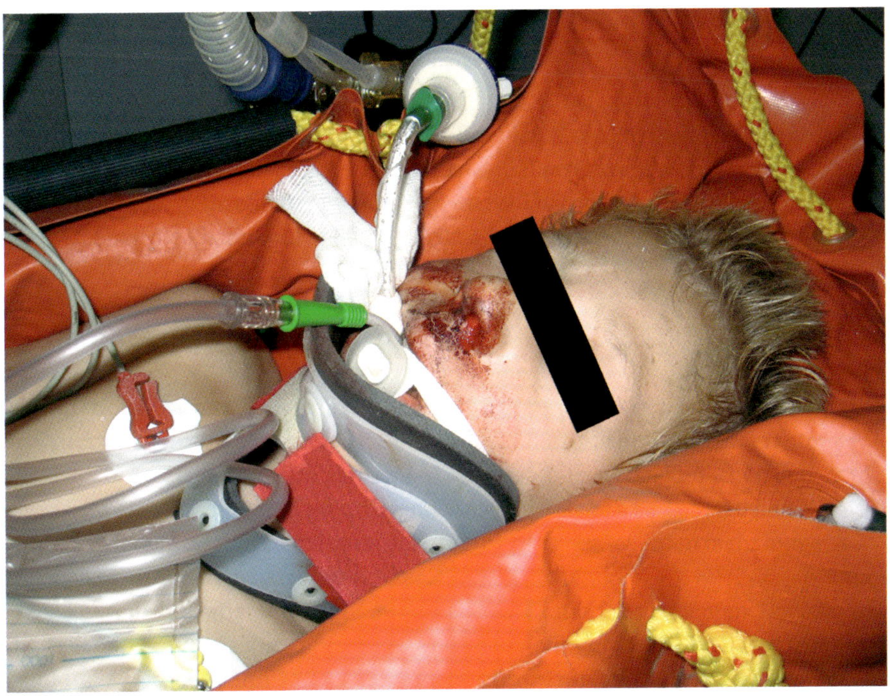

Abb. 5 ▶ Kind in Narkose

Befund

Der Patient ist männlich, 79 Jahre alt, in reduziertem Allgemeinzustand und gutem Ernährungszustand. Er hat einen regelmäßigen und gut tastbaren Puls. Der Blutdruck beträgt 180/100 mmHg, das EKG zeigt einen normofrequenten Sinusrhythmus mit einer Herzfrequenz von 64/min. Die pulsoxymetrisch gemessene Sauerstoffsättigung beträgt unter Raumluft 93%. Die Halsvenen wirken im Liegen minimal gestaut. Die Auskultation der Lunge zeigt beidseits basal ein spastisches Atemgeräusch. Die Atmung wirkt jedoch nicht angestrengt und ist normofrequent.

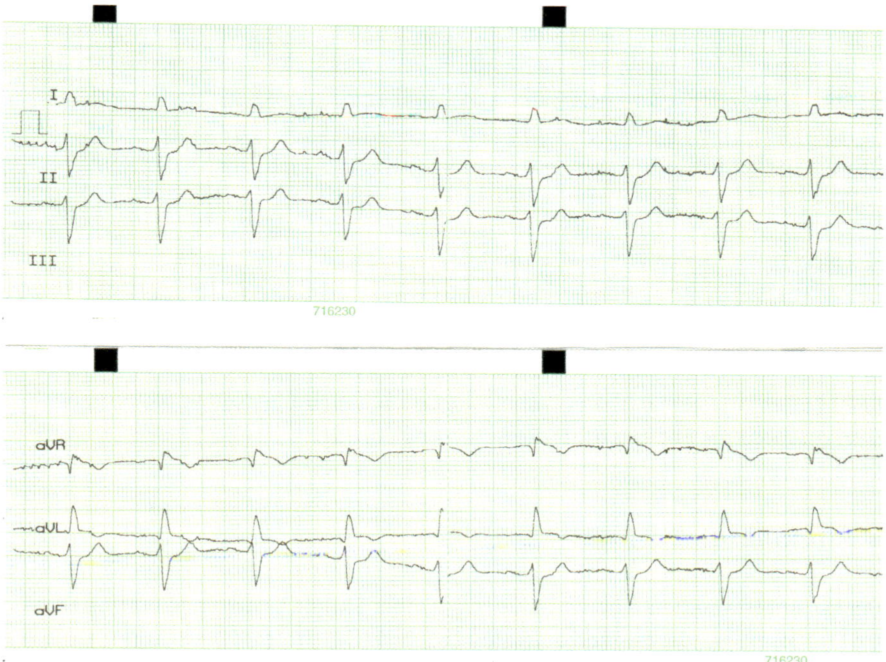

Abb. 1–2 ▶ EKG-Ableitungen nach Einthoven (I – III) und Goldberger (aVR, aVL, aVF)

Differenzialdiagnostik

Bitte denken Sie nach, überlegen Differenzialdiagnosen und entscheiden, wie weiter vorzugehen ist. Lesen Sie nach, wie wir vorgegangen sind: Seite 147.

Benötigen Sie weitere Informationen?

Weitere Informationen

Zunächst wird ein 12-Kanal-EKG abgeleitet, hier die zusätzliche Brustwandableitung:

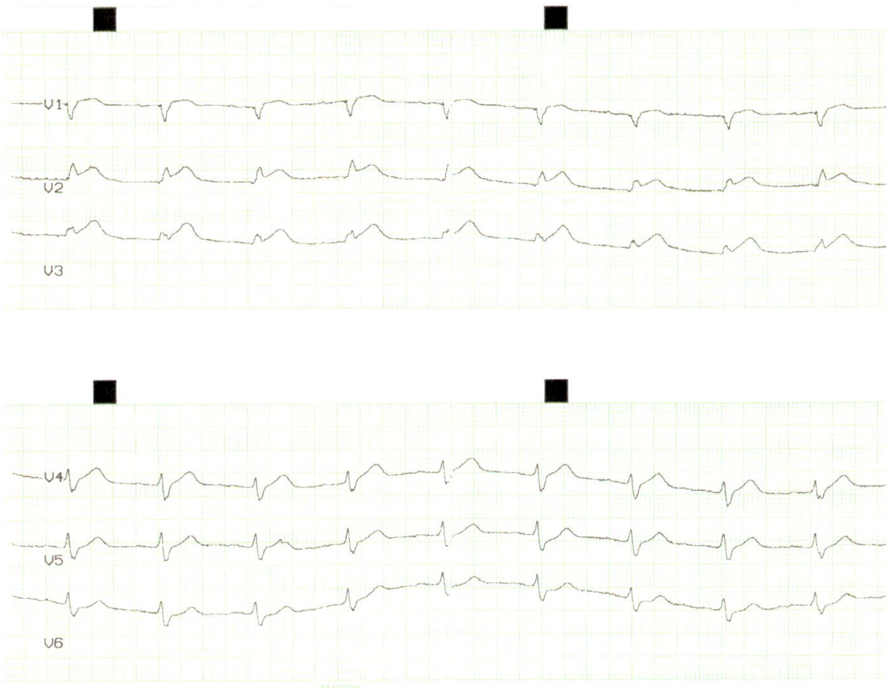

Abb. 3 – 4 ▶ Brustwandableitung

Verdachtsdiagnose

Entscheiden Sie und lesen Sie dann nach: Seite 147.

Therapie

Elementartherapie: Die Vitalfunktionen sind stabil und Maßnahmen nach dem ABC-Schema somit nicht erforderlich.

Standardtherapie: Parallel zur Diagnostik (Anamneseerhebung, Blutdruckmessung, Ableitung des EKG) wird ein periphervenöser Zugang (G 17, weiß) am rechten Handrücken angelegt und zum Offenhalten eine Vollelektrolytlösung (Jonosteril®) angeschlossen. Zudem erhält der Patient 6 l Sauerstoff über eine Sauerstoffmaske und wird unter Zuhilfenahme von Kissen in Oberkörperhochlagerung verbracht.

Spezielle Therapie: Medikamentös erhält der Patient zunächst zwei Hübe Nitro®-Spray. Bei anhaltendem thorakalen Druck werden anschließend fraktioniert 10 mg Morphin i.v. gegeben, des Weiteren erhält der Patient intravenös 5000 IE Heparin und 0,5 g Aspisol®.

Unter diesen Maßnahmen ist der Patient nun beschwerdefrei. Es erfolgt die telefonische Vorankündigung auf der Intensivstation des ca. 4 Fahrtminuten entfernten Krankenhauses der Schwerpunktversorgung. Eine Klinik mit invasiver Kardiologie wäre bei den herrschenden Wetterbedingungen in ca. 1½ Stunden erreichbar.

Bereits 23 Minuten nach Eintreffen am Einsatzort kann der Patient beschwerdefrei auf die Intensivstation übergeben werden. Die erhobenen Werte bei Übergabe liegen im Normbereich: RR 130/80 mmHg, Hf 68, S_pO_2 95% unter 6 l O_2.

Fragen

Welches sind die akut lebensbedrohlichen Komplikationen eines Herzinfarktes?

Entscheiden Sie und lesen Sie dann nach: Seite 147.

Wann sollte auf die Gabe von Aspisol® verzichtet werden?

Denken Sie nach und blättern Sie dann nach hinten zu Seite 147.

Was bedeutet »STEMI«?

Lesen Sie nach: Seite 147.

Diskussion

Thoraxschmerz ist einer der häufigsten Gründe für einen Notarzteinsatz. Letztlich ist neben der sauberen Anamnese bei Patienten mit thorakalem Druck immer ein 12-Kanal-EKG präklinisch erforderlich. ST-Veränderungen sind für die Einsatzlogistik entscheidend und werden zur Diagnose genutzt. Patienten mit einem ST-Hebungsinfarkt, kardiogenem Schock oder Lungenödem profitieren besonders von einer Direkteinweisung in ein Zentrum mit PTCA-Möglichkeit. Insofern ist auch bei vorgestelltem Patienten zur optimalen Versorgung eine Direktzuweisung in ein Zentrum zu überdenken, jedoch sprechen das Wetter und Abwesenheit des Notarztes für über drei Stunden im Einsatzgebiet gegen diese Option. Zudem ist eine Lysetherapie in der Klinik möglich. Eine präklinische Lyse wurde nicht durchgeführt, da diese nicht vorgehalten wurde.

Bei erneut auftretenden stenokardischen Beschwerden erfolgt in den frühen Morgenstunden bei gebesserter Witterung und geräumten Straßen der Sekundärtransport des Patienten zur kardiologischen Intervention. Der klinische Verlauf gestaltet sich komplikationslos.

5 Stromunfall

▶ Einsatzdaten

An einem warmen Sommertag im August erfolgt über die Rettungsleitstelle mittags die Alarmierung von Rettungshubschrauber und Rettungswagen auf einen Campingplatz. Der RTW ist 8 Minuten, der RTH 15 Minuten nach der Alarmierung am Einsatzort.

▶ Alarmierungsgrund

Stromunfall.

▶ Lage

Der Notfallort befindet sich bei sonnigem Wetter auf einem sehr gut besuchten Campingplatz auf einem kleinen Rasenstück zwischen mehreren Campingwagen. Die Einsatzstelle muss zunächst durch Unterqueren von Hecken erreicht werden. Auf dem Rasen sind die Besatzung des RTW sowie weitere Umstehende anwesend, eine Gefährdung scheint nicht zu bestehen. Inmitten der überschaubaren Menschenansammlung sitzt die Patientin auf einem Campingstuhl, ist wach und scheint nicht akut vital gefährdet zu sein.

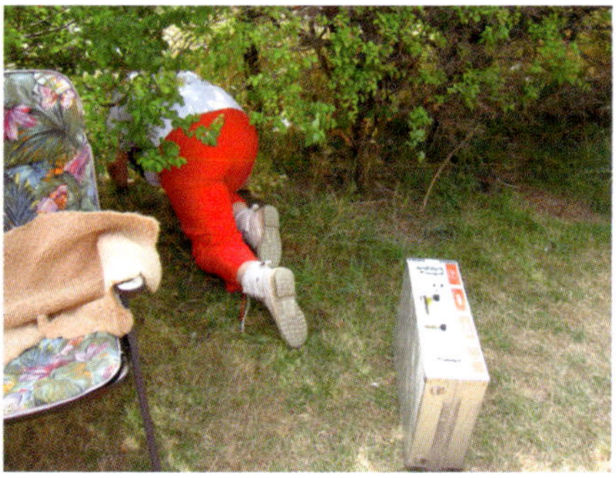

Abb. 1 ▶ Der Weg zum Notfallort

Anamnese

Die Patientin kann den Unfallhergang selbst klar darstellen, eine Bewusstlosigkeit habe auch nach Angabe von Augenzeugen nicht bestanden. Beim Aufwickeln des Stromkabels eines Rasenmähers habe sie einen kräftigen Stromschlag verspürt. Kurze Zeit sei sie mit der rechten Hand am Kabel kleben geblieben und habe einen lauten Schrei ausgestoßen, bis das Kabel durch Helfer aus der Steckdose gezogen wurde. Nun quäle sie ein heftiger Schmerz in der rechten Hand.

Befund

Die Patientin ist 23 Jahre alt und voll orientiert. Die Messwerte (RR 100/80 mmHg, S_PO_2 99%, Hf 88, Af 10) liegen im Normbereich und zeigen keine Störung der Vitalfunktionen. Es finden sich zwei kleine Strommarken im Bereich der rechten Hand zwischen Daumen und Zeigefinger. Weitere Verletzungen scheinen nicht vorzuliegen.

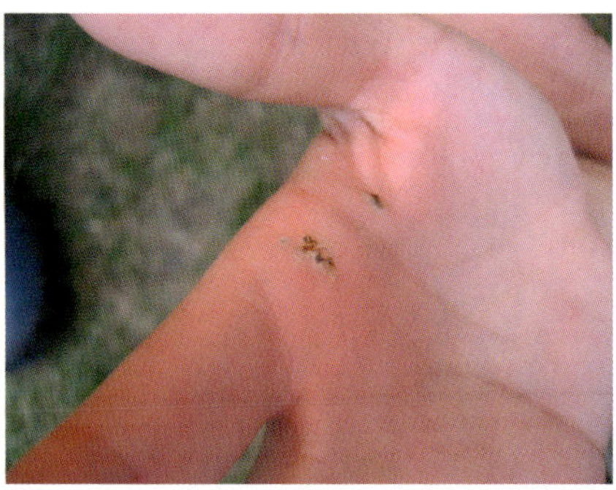

Abb. 2 ▶ Strommarken

Differenzialdiagnostik

Bitte denken Sie ein Augenblick nach erwägen Sie die Differenzialdiagnosen. Lesen Sie nach, wie wir entschieden haben: Seite 148.

Benötigen Sie weitere Informationen?

Weitere Informationen

Im EKG besteht ein normofrequenter Sinusrhythmus ohne Erregungsrückbildungsstörungen.

Weitere Verletzungen sind vom Unfallmechanismus her auch äußerst unwahrscheinlich.

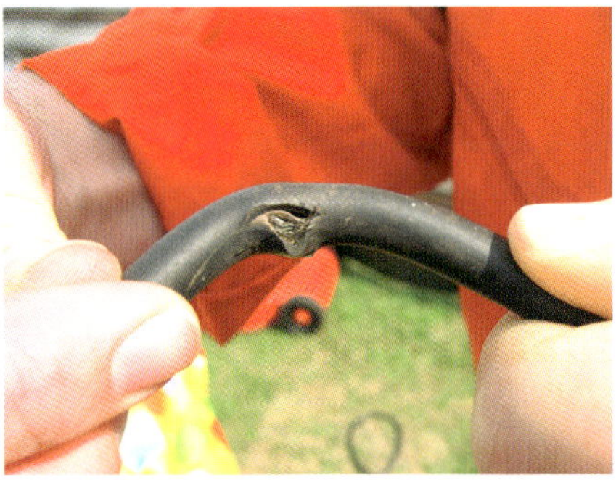

Abb. 3 ▶ Kabeldefekt

Verdachtsdiagnose

Entscheiden Sie und lesen Sie dann nach: Seite 148.

Therapie

Elementartherapie: Maßnahmen zur Sicherung der Atemwege, der Atmung und des Kreislauf sind bei ungestörten Vitalfunktionen nicht erforderlich.

Standardtherapie: Ein periphervenöser Zugang (grün, G 18) liegt bereits. Der aus dem Mandrin bestimmte Blutzucker beträgt 119 mg/dl. Eine Ringerlösung wird langsam zum Offenhalten infundiert.

Spezielle Therapie: Zur Analgesie erhält die Patientin nun 0,1 mg Fentanyl, weiterhin wird die durch Ersthelfer begonnene und als angenehm empfundene lokale Kühlung im Bereich der Strommarken fortgesetzt

Auf Wunsch erfolgt die Einweisung der stabilen Patientin in das nächstgelegene Krankenhaus für die lokale Wundversorgung.

Frage

Sind verspätet auftretende Herzrhythmusstörungen nach einem Stromunfall häufig?

Entscheiden Sie und lesen Sie dann nach: Seite 148.

Diskussion

Bei Stromunfällen ist immer auf Eigenschutz zu achten. Dies gilt insbesondere für Hochspannungsunfälle. Im vorliegenden Beispiel eines Niederspannungsunfalles wurde das defekte Kabel bereits aus der Steckdose gezogen und eine weitere Gefahr besteht somit nicht. Als Maßnahmen zur Eigensicherung gelten beim Niederspannungsunfall das Entfernen der Sicherung, das Ziehen des Netzsteckers und das Ausschalten des Gerätes und Isolierung durch einen geeigneten Standort.

Strom wirkt sowohl energetisch als auch durch Reizeffekte auf erregbare Strukturen. Dieses Phänomen wird vielfach therapeutisch genutzt, kann aber auch zu Unfällen mit lebensbedrohlichen Verletzungen führen. Abhängig ist die Art und Schwere der Schädigung unter anderem von der Stromstärke, Einwirkzeit und Art des Stromes. Je höher die Stromstärke, umso eher kommt es zu zusätzlichen thermischen Schädigungen. Daher imponieren bei Hochspannungsunfällen oftmals schwere ausgedehnte Verbrennungen.

Strom schädigt nach dem »Alles-oder-nichts-Prinzip«. Gerät der menschliche Körper in einen Stromkreis, wird er je nach Stromstärke geschädigt – oder auch nicht. Auch der »harmlose Wischer« kann zu schweren Sekundärverletzungen führen. Während des Stromdurchflusses des Armes ist durch Überwiegen der Beugemuskulatur in Abhängigkeit von der Stromstärke ein »Klebenbleiben« möglich, im Beinbereich überwiegt die Streckmuskulatur und führt bei Stromdurchfluss möglicherweise zu unwillkürlichen Sprüngen. Neben Schmerzen sind alle Arten von Herzrhythmusstörungen bis hin zum Kammerflimmern möglich.

Die Therapie ist rein symptomatisch. Schmerzen werden mit Analgetika behandelt, symptomatische Herzrhythmusstörungen ggf. mit entsprechenden Antiarrhythmika. Bei pektanginösen Beschwerden werden Nitrate erfolgreich eingesetzt. Herzrhythmusstörungen treten beim Niederspannungsunfall üblicherweise sofort auf oder sind bereits vorbestehend. Die frühe EKG-Diagnostik dient der Erfassung möglicher Rhythmusstörungen.

Hochspannungsunfälle sind immer als vital bedrohlich einzuschätzen. Oberflächlich wirkende Brandwunden können sehr tief reichen und zu schweren Nekrosen führen. Die präklinische Behandlung entspricht der Behandlung von Schwerbrandverletzten.

6 Motorrollerunfall

Einsatzdaten

An einem Abend im März erfolgt bei trocknem und kühlem Wetter die Alarmierung von Rettungswagen und Rettungshubschrauber auf eine kleine Landstraße. Der RTH trifft 6 Minuten nach Alarmierung am Einsatzort ein, wenig später der RTW.

Alarmierungsgrund

Motorradunfall.

Lage

Der Einsatzort befindet sich außerhalb geschlossener Ortschaften auf einer wenig befahrenen Landstraße. Der Verunfallte liegt in Bauchlage mit einer Rettungsdecke zugedeckt neben einem Baum. Auf der anderen Seite des Baumes liegt ein Motorroller, hier ist der Baum beschädigt. In der Nähe liegt ein Motorradhelm. Weitere Verletzte gibt es augenscheinlich nicht. Einige Ersthelfer sind bei dem Patienten und treten beim Eintreffen der Rettungsdienstkräfte zur Seite.

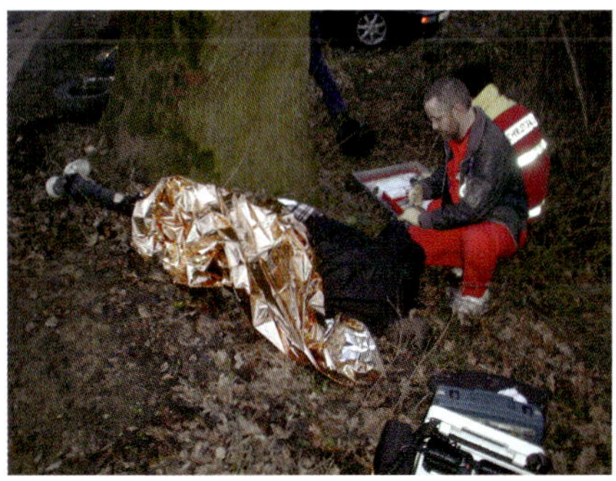

Abb. 1 ▶ Auffindesituation und Erstversorgung

Anamnese

Der Patient ist von einem am Einsatzort anwesenden Autofahrer gefunden worden, der sofort den Rettungsdienst alarmiert hat. Der Unfall ist unbeobachtet geschehen, die Liegedauer somit unklar. Niemand der Anwesenden hat dem Patienten den Helm abgenommen, er ist dem Patienten offenbar weggeflogen.

Befund

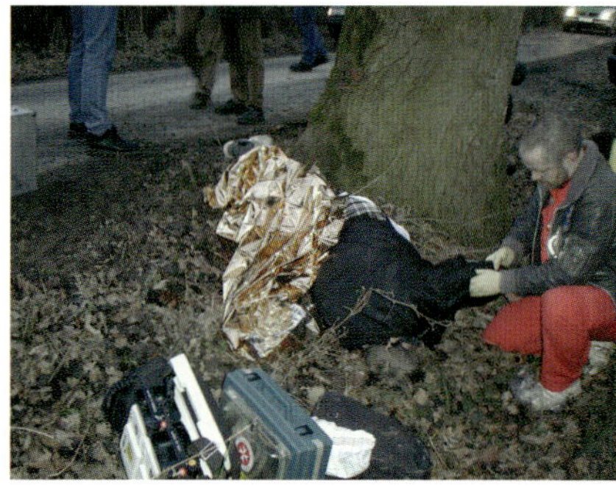

Abb. 2 ▶ Der Patient wird in Auffindelage belassen

Der Patient ist männlich, ungefähr 20 Jahre alt und tief bewusstlos. Er liegt in Bauchlage, auffällig ist der deutlich abgewinkelte Kopf. Der Atemweg ist in Bauchlage frei, der Puls gut und normofrequent tastbar. Die Prüfung der Bewusstseinslage zeigt Strecksynergismen auf Schmerzreiz, kein Augenöffnen und keine verbale Reaktion (GCS 4). Die Ganzkörperuntersuchung in der vorgefundenen Lage erbringt keine weiteren pathologischen Befunde. Die Lunge ist seitengleich bei unauffälligem Atemgeräusch belüftet. Knöcherne Verletzungen sowie Weichteilverletzungen sind nicht feststellbar. Folgende Messwerte werden erhoben: RR 130/80 mmHg, S_pO_2 92%, Hf 77, Af 10.

Differenzialdiagnostik

Denken Sie nach. Welche Diagnosen sind denkbar?

Lesen Sie nach, wie wir entschieden haben: Seite 149.

Brauchen Sie weitere Informationen?

Weitere Informationen

- Der Patient zeigt auf Schmerzreiz an Armen und Beinen Bewegungen.
- Die Pupillen sind seitengleich mit prompter Lichtreaktion. Der Patient blickt nach rechts.
- Die Körpertemperatur beträgt 36,7 °C.

Verdachtsdiagnose

Entscheiden Sie und lesen Sie dann nach: Seite 149.

Therapie

Elementartherapie: Die Vitalfunktionen Atmung und Kreislauf sind stabil, die Atemwege in der vorgefundenen Lage frei. Lageveränderungen können jedoch bei der Bewusstlosigkeit eine Atemwegsverlegung verursachen, eine einsatzbereite Absaugung ist vorzuhalten, bei Zurückfallen der Zunge der Esmarchhandgriff erforderlich. Eine Reklination des Kopfes ist kontraindiziert.

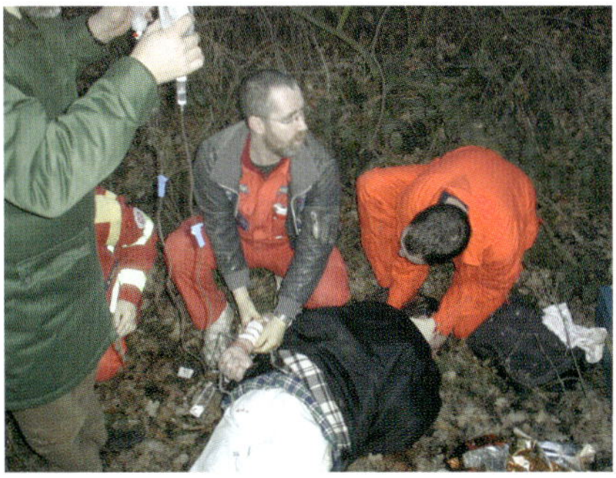

Abb. 3 ▶ Venöser Zugang in vorgefundener Lage

Standardtherapie: Die Anlage zweier periphervenöser Zugänge (braun, G 14) geschieht in Bauchlage, während durch Halten des Kopfes die HWS immobilisiert wird. Ringerlösung wird zum Offenhalten bei stabilem Kreislauf zunächst in langsamer Tropfenfolge infundiert. Sodann wird der Patient unter Zuhilfenahme einer Schaufeltrage achsgerecht unter Immobilisation der HWS in Rückenlage gebracht und erhält über eine Maske Sauerstoff mit hohem Flow. Der Atemweg bleibt ohne weitere Maßnahmen auch in Rückenlage frei.

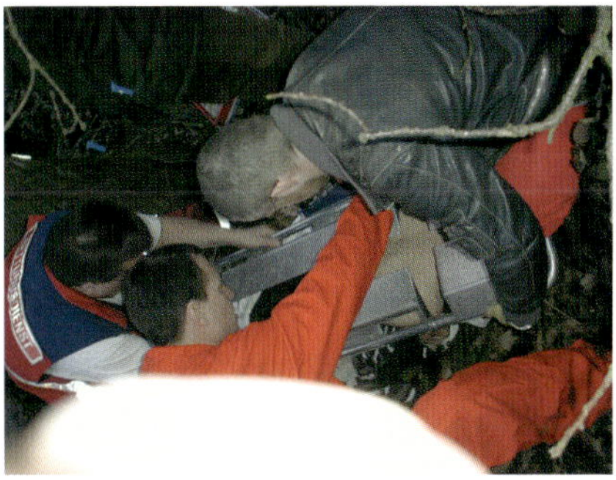

Abb. 4 ▶ HWS-Immobilisation, Schaufeltrage

Spezielle Therapie: Anschließend erfolgt die Anlage eines Stifneck® zur HWS-Immobilisation. Nach sorgfältiger Vorbereitung und Überprüfung des Equipments wird nun die Narkose intravenös mit 0,3 mg Fentanyl, 5 mg Midazolam (Dormicum®) und 20 mg Etomidat (Hypnomidate®) eingeleitet. Die orotracheale Intubation gelingt problemlos, unter laryngoskopischer Sicht erfolgt zudem die orale Einlage einer Magensonde. Die Beatmung wird wie folgt eingestellt: AMV 9 l, Atemfrequenz 10, FiO_2 1,0, PEEP 2.

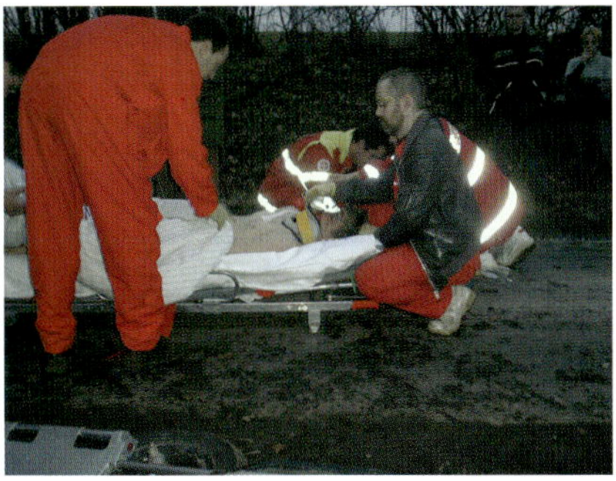

Abb. 5 ▶ Präoxygenierung zur Narkose

Nach telefonischer Voranmeldung erfolgt mit dem Rettungshubschrauber nach 25 Minuten Verweilzeit am Einsatzort der problemlose Transport in eine Klinik der Maximalversorgung mit Unfall- und Neurochirurgie. Die Flugzeit beträgt 12 Minuten. Der Patient bleibt stabil, weitere 0,2 mg Fentanyl werden zur Aufrechterhaltung der Narkose appliziert. Die Pupillen bleiben isokor. Folgende Werte werden bei Übergabe dokumentiert: RR 120/80 mmHg, Hf 70, S_pO_2 100%, $_{et}CO_2$ 35 mmHg.

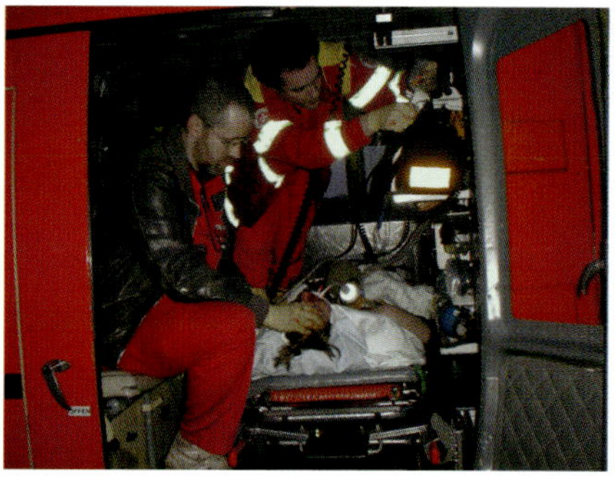

Abb. 6 ▶ Patient intubiert, Pupillenkontrolle, Abtransport

▶ Frage

Was ist zur Narkose vorzubereiten?

Zählen Sie die Gegenstände auf und lesen Sie dann nach: Seite 149.

▶ Diskussion

Das Schädel-Hirn-Trauma ist eine sehr häufige Verletzung bei schweren Unfällen und gilt im Rahmen eines Polytraumas als eine der Haupttodesursachen. Wichtig ist selbstverständlich die frühe Sicherung der Vitalfunktionen. Bei Bewusstlosigkeit (GCS < 9) bzw. rapider Verschlechterung bei wacheren Patienten mit zunehmender Eintrübung ist präklinisch eine Narkose mit Intubation und Beatmung notwendig. Die Patienten sollen normoventiliert werden, eine Hyperventilation und Hypoventilation gilt es zu vermeiden. Hilfreich ist dazu die Kapnometrie.

Um eine Durchblutung des Gehirnes zu gewährleisten, ist der Blutdruck stabil zu halten, ein systolischer Wert von 120 mmHg ist anzustreben. Da ein Schädel-Hirn-Trauma gehäuft mit Verletzungen der Halswirbelsäule einhergeht, ist frühestmöglich eine Immobilisation der HWS vorzunehmen. Die Oberkörperhochlagerung von 30° ist zur Senkung des Hirndruckes beim kreislaufstabilen Patienten vorzunehmen, bei Kreislaufinstabilität ist dagegen eine Flachlagerung oder Schocklage erforderlich.

7 Arbeitsunfall auf einer Baustelle

Einsatzdaten

Am Vormittag eines Dezembertages erfolgt die Alarmierung von Rettungshubschrauber und Rettungswagen zu einem Arbeitsunfall. Die Rettungsmittel treffen zeitgleich am Notfallort ein. Die Zeit bis zum Eintreffen nach Alarmierung beträgt 8 Minuten.

Alarmierungsgrund

Arbeitsunfall.

Lage

Der Patient befindet sich auf einem neu ausgebauten Dachboden, der nur über ein außen angebrachtes Gerüst erreichbar ist. Eine Innentreppe zum Boden existiert bei Umbauarbeiten bisher nicht.

Anamnese

Der schmerzgeplagte Patient berichtet, dass er sich beim Arbeiten mit dem Druckluftnagler kniend einen Nagel in das rechte Knie geschossen habe. Weitere Verletzungen bestünden nicht, er bittet um sofortige Behandlung der Schmerzen.

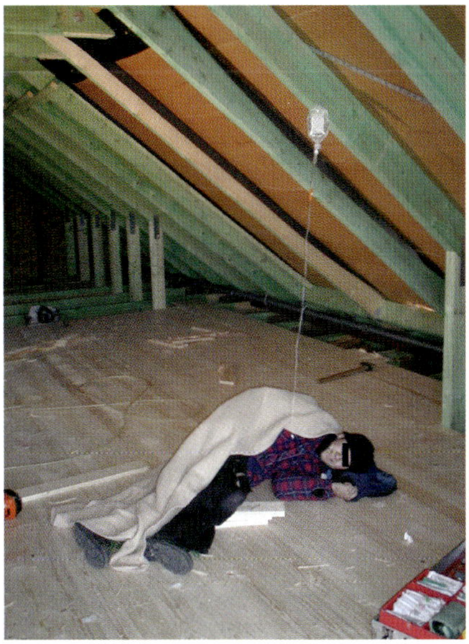

Abb. 1 ▶ Auffindesituation auf dem Dach, Foto nach Erstversorgung

Eine Stunde nach dem Eintreffen kann mit dem Rettungswagen der Transport in die Zielklinik beginnen. Die Fahrzeit beträgt 17 Minuten. Der Patient ist wach, er meint das Rettungsteam schon einmal gesehen zu haben, erinnert sich jedoch nicht an die Rettung. Bei Übelkeit werden 10 mg Metoclopramid (Paspertin®) gegeben. Der arztbegleitete Transport im RTW gestaltet sich erwartungsgemäß komplikationslos, Eine weitere Analgesie ist nicht notwendig. Folgende Messwerte werden bei Übergabe dokumentiert: RR 130/80 mmHg, Hf 80, Af 10, S_pO_2 99%.

▶ Frage

Ist bei Esketamin die Gabe eines Benzodiazepins zu empfehlen?

Überlegen Sie und lesen Sie dann nach: Seite 150.

▶ Diskussion

Fremdkörper sind präklinisch nicht zu entfernen, entsprechend durfte der das Knie fixierende Nagel nicht herausgezogen werden. Da eine Rettung über das Gerüst voraussehbar schwierig ist, bietet sich der Einsatz einer Drehleiter an. Die zeitliche Verzögerung bis zum Eintreffen ist vertretbar, zumal die Vitalfunktionen nicht gefährdet sind. Die Drehleiter ist bei schwierigen Rettungsbedingungen ein gutes Hilfsinstrument und sollte nicht vergessen werden.

Selbstverständlich wäre zur Analgesie auch der Einsatz von Opioiden wie Fentanyl möglich gewesen.

▶ Klinische Weiterbehandlung

Unter Anästhesie erfolgen nach radiologischer Diagnostik die Entfernung des Nagels und eine diagnostische Arthroskopie. Der weitere Verlauf gestaltet sich komplikationslos.

8 Hilflose Person

Einsatzdaten

Am Morgen eines kalten, trockenen Apriltages erfolgt die Alarmierung von RTW und NEF zu einem Einsatz in ein nahe gelegenes Waldstück. Die Anfahrt beträgt 4 Minuten, weitere 3 Minuten vergehen bis zum Auffinden der Schadensstelle.

Alarmierungsgrund

Internistischer Notfall.

Lage

Der Einsatzort befindet sich in einem großen Waldstück in der Nähe eines Wohnhauses. Dieses Gebäude war bei der Rettungsleitstelle als Einsatzort angegeben worden und führte so zur Verzögerung bis zum Eintreffen beim Patienten. Spaziergänger haben 200 m abseits eines Waldweges eine Person im Unterholz liegend aufgefunden, die Polizei wurde von diesen bereits zum Notfallort geführt und hat die wache Person mit einer Decke abgedeckt.

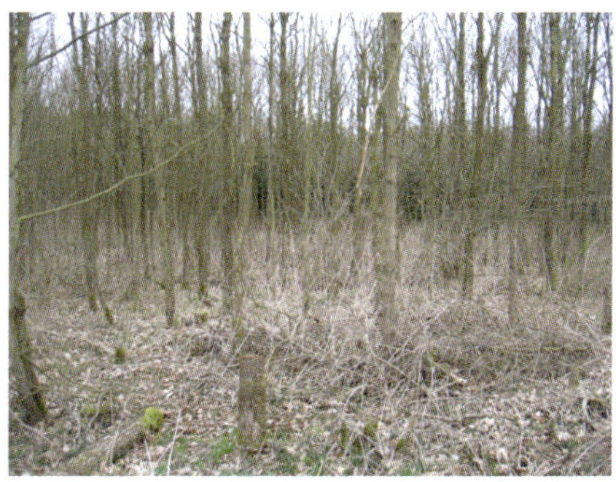

Abb. 1 ▶ Die Patientin im Unterholz wurde von einem Hund zufällig aufgefunden

Anamnese

Die Patientin sei nach Angabe der anwesenden Polizisten bereits seit dem Vorabend von dem Ehemann als vermisst gemeldet worden. Sie habe sich vermutlich bereits zu Hause entkleidet und danach nackt das Haus verlassen. Eine stationäre psychiatrische Behandlung sei bei wiederkehrenden Depressionen mehrfach erforderlich gewesen.

Die Patientin selbst gibt keinerlei Beschwerden an, sie nennt ihre Personalien und ist zeitlich und örtlich desorientiert.

Befund

Die weibliche adipöse Patientin ist 59 Jahre alt, vollkommen unbekleidet und hat einen gut tastbaren normofrequenten Puls. Sie liegt im Unterholz in einer Mulde auf erdigen Waldboden in Linksseitenlage. Die Frau ist konversationsfähig und lediglich zeitlich desorientiert (GCS 14 Punkte). Es zeigt sich durch Zittern eine ausgeprägte Frierreaktion. Folgende Messwerte werden erhoben: RR 90/60 mmHg, S_PO_2 92%, Hf 104, Af 10. Verletzungen zeigen sich nicht, bei der kompletten körperlichen Untersuchung werden bis auf einige Prellmarken keine weiteren pathologischen Befunde erhoben. Die Patientin scheint sich mit den Händen eine kleine Mulde gegraben zu haben.

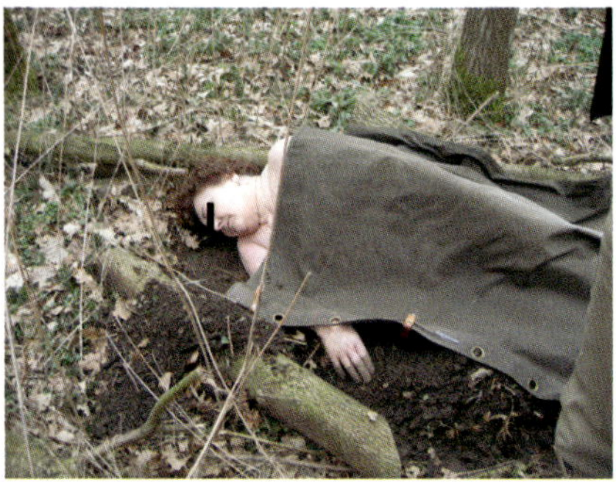

Abb. 2 ▶ Die unbekleidete Patientin

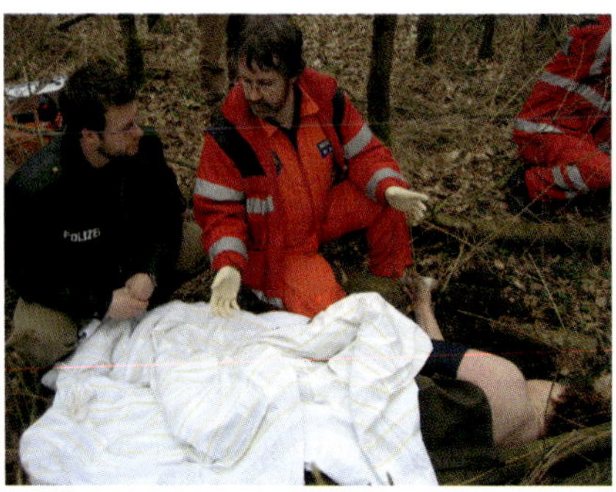

Abb. 3 ▶ Fremdanamnese

Differenzialdiagnostik

Bitte denken Sie über die in Frage kommenden Diagnosen nach. Überprüfen Sie, wie wir entschieden haben: Seite 151.

Sind noch weitere Informationen nötig, um zu Diagnosen zu kommen?

Weitere Informationen

Das EKG zeigt einen normofrequenten Sinusrhythmus mit vielen Artefakten. Die rektale Temperaturmessung ergibt einen Wert von 32,9 °C.

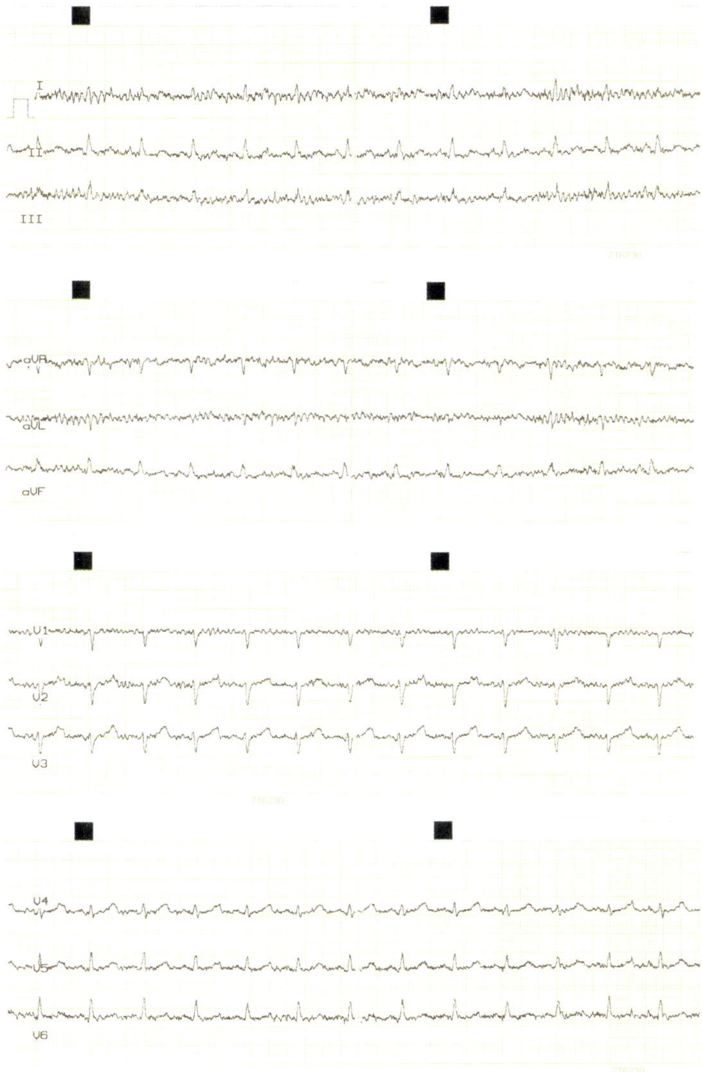

Abb. 4 – 7 ▶ 12-Kanal-EKG ohne pathologische Auffälligkeiten

Verdachtsdiagnose

Überlegen Sie und lesen Sie dann nach: Seite 151.

Therapie

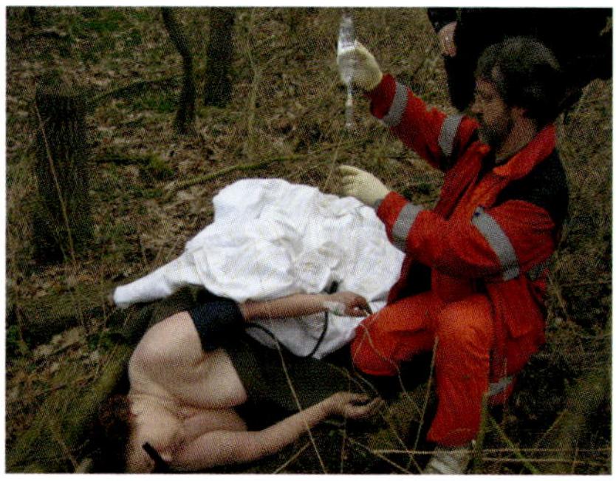

Abb. 8 ▶ Wärmeerhalt, venöser Zugang

Elementartherapie: Die Vitalfunktionen sind stabil, Maßnahmen zur Sicherung daher akut nicht erforderlich. Gerade bei der Hypothermie ist jedoch eine akute Zustandsänderung jederzeit möglich und erfordert gegebenenfalls sofortige ABC-Maßnahmen.

Standardtherapie: Es erfolgt parallel zum Anschließen des EKG die Anlage eines periphervenösen Zuganges (grün, G 18) am linken Unterarm, der aus dem Mandrin bestimmte Blutzucker beträgt 86 mg/dl. Zum Offenhalten des Zuganges wird Ringer-Laktat-Lösung in langsamer Tropfenfolge infundiert. Des Weiteren erhält die Patientin Sauerstoff.

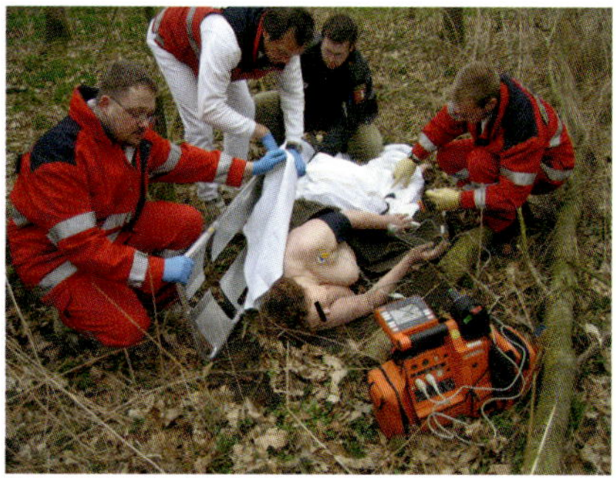

Abb. 9 ▶ Waagerechte Rettung mit der Schaufeltrage unter kontinuierlichem EKG-Monitoring

Spezielle Therapie: Zum Transport unter Vermeidung von Lageveränderungen wird die Schaufeltrage herbeigeholt und die Trage des RTW vorbereitet. Sodann wird die Patientin gemeinsam unter kontinuierlichem Monitoring streng waagerecht durch das Unterholz zum RTW verbracht. Hier wird parallel zur telefonischen Voranmeldung auf der Intensivstation der nahe gelegenen Klinik zusätzlich ein 12-Kanal-EKG (Abb. 4 – 7) abgeleitet.

Fragen zur Therapie

Welches ist die größte Gefahr bei Umlagerung?

Entscheiden Sie und lesen Sie dann nach: Seite 151.

Ist die gemessene Temperatur glaubhaft oder eher eine Fehlmessung?

Wägen Sie ab und blättern Sie nach hinten: Seite 151.

Ist körperliche Aktivität der Patientin anzuraten?

Entscheiden Sie selbst und schlagen Sie dann nach: Seite 151.

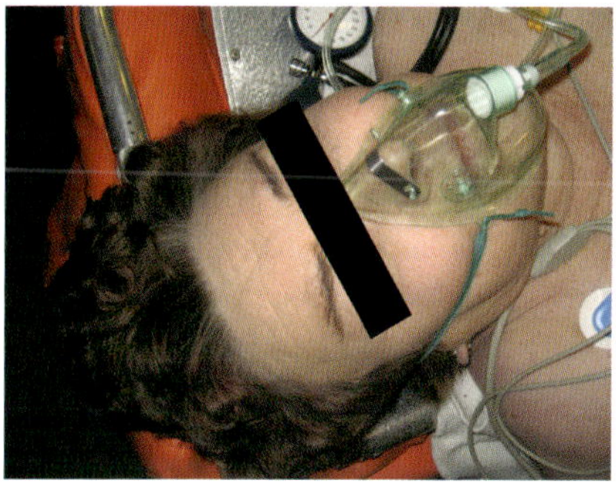

Abb. 10 ▶ Sauerstoffgabe ist frühzeitig indiziert

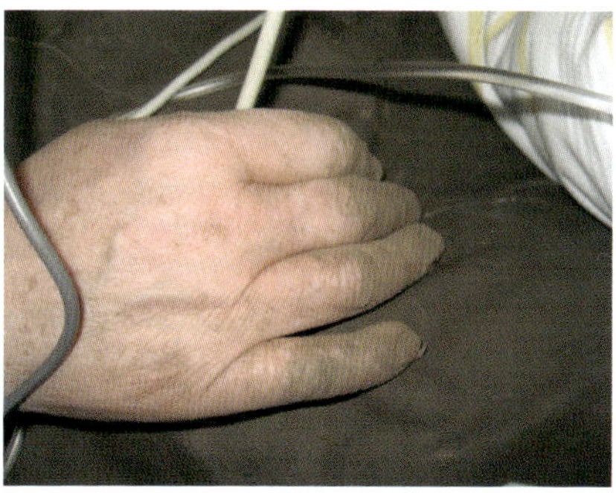

Abb. 11 ▶ Schmutz erschwert die pulsoxymetrische Messung

Diskussion

Hypothermie ist einerseits ein eigenständiges Krankheitsbild, kommt aber insbesondere als Nebendiagnose häufig vor. Besonders gefährdet sind bewusstseinsgetrübte Patienten beispielsweise infolge Alkohol- oder Tabletteneinnahme, ebenso obdachlose und hilflose Personen. Auch Einleitung einer Narkose führt zu Wärmeverlust und beinhaltet bei Vernachlässigung des Wärmeerhaltes das Risiko einer Hypothermie.

Zu unterscheiden sind die mäßige (32 – 35 °C, Erregungsstadium), schwere (28 – 32 °C, Erschöpfungsstadium) und extreme Hypothermie (< 28 °C, Lähmungsstadium, Scheintod, Tod). Mit sinkender Temperatur kommt es zur Bewusstseinstrübung, Abnahme des Sauerstoffverbrauchs, einer Muskelrigidität und unregelmäßiger Atmung. Über Bradykardie und Arrhythmien ist Kammerflimmern möglich. Initial ist oft ein Blutzuckeranstieg zu beobachten, mit sinkender Temperatur kommt es eher zur Hypoglykämie. Unterhalb 32 °C ist auch Kältezittern nicht mehr zu beobachten.

Die kausale Therapie besteht in dem Vermeiden eines weiteren Wärmeverlustes und der Wiedererwärmung. Präklinisch gibt es leider keine effektive Möglichkeit einer Wiedererwärmung, so beschränken sich hier die Maßnahmen auf den Wärmeerhalt. Nasse Patienten sind abzutrocknen, um die Verdunstungskälte zu minimieren. Abdecken schützt vor Auskühlung durch den Luftzug. Bei extremer Hypothermie kommt es meist zu einem Kreislaufstillstand. Patienten sind dann unter Reanimation in eine Klinik zu bringen (»Nobody is dead until warm and dead«). Ideal ist bei extremer Hypothermie zur Wiedererwärmung die extrakorporale Zirkulation unter Einsatz einer Herz-Lungen-Maschine in einer kardiochirurgischen Klinik.

Katecholamine, Antiarrhythmika und Elektrotherapie zeigen unterhalb 30 °C keine Wirkung.

Einsatzlogistisch ist bei der Rettung das Vermeiden von Lageveränderungen durch streng horizontale Rettung zu bedenken und ein lückenloses Monitoring unbedingt erforderlich. Vom Schweregrad der Hypothermie hängt die Auswahl der Zielklinik ab.

9 Kind mit Verbrühung

▶ Einsatzdaten

Im Dezember erfolgt über eine benachbarte Rettungsleitstelle morgens die Anforderung des Rettungshubschraubers Christoph 12 in einen benachbarten Landkreis. Nach vorheriger Abklärung des Wetters wegen nebliger Großwetterlage trifft der Hubschrauber 20 Minuten nach Alarmierung am Notfallort ein.

▶ Alarmierungsgrund

Kind mit Verbrühung.

▶ Lage

Der RTH landet in der Nähe des Einsatzortes, die Besatzung wird durch die örtliche Polizei zum Einsatzort gebracht. Der Patient liegt im RTW und schreit laut.

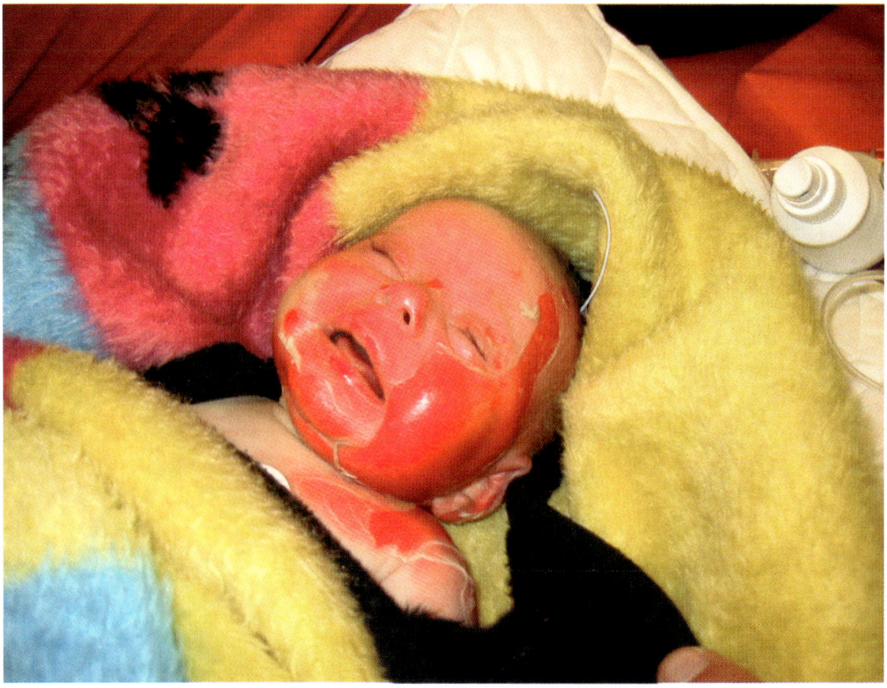

Abb. 1 ▶ Neugeborenes mit ins Auge fallender Verbrühung

Anamnese

Das gerade einen Monat alte Kind sollte wegen einer Bronchitis inhalieren, durch Umwerfen des Topfes sei es dabei von dem heißen Wasser überschüttet worden. Sofort wurde es am Notfallort als Ersthelfertherapie mit Kaltwasser bis zum Eintreffen des ersten Notarztes abgeduscht. Dieser verabreichte intermittierend Ketamin intramuskulär; wegen schlechter Venenverhältnisse war auf die Anlage eines venösen Zuganges verzichtet worden.

Befund

Der Junge hat einen gut tastbaren Puls, schreit laut und ist äußerst unruhig. Er wurde von den erstversorgenden Rettungskräften in eine Decke gehüllt. Der Blutdruck beträgt systolisch 70 mmHg, S_PO_2 99%, Hf 170, Af 30. Durch die Kühltherapie ist das Kind jedoch deutlich zentralisiert (Druck auf Nagelbett zeigt eine verzögerte Wiederdurchblutung) und sehr kalt, die gemessenen Körpertemperatur beträgt rektal 33 °C. Sichtbar sind deutliche Verbrühungen im Bereich von Gesicht, Schulter und dem linken Rücken. Die Ausbreitung beträgt ca. 20% der Körperoberfläche, die Tiefe wird als zweitgradig eingestuft.

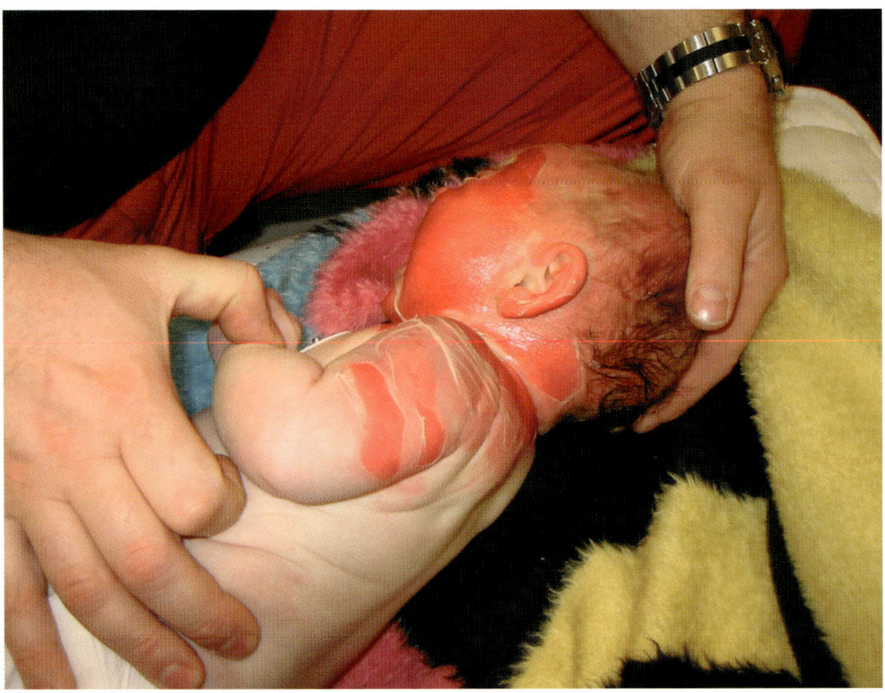

Abb. 2 ▶ Nicht nur das Gesicht ist betroffen

Differenzialdiagnostik

Bitte denken Sie einen Augenblick nach: Gibt es Differenzialdiagnosen? Lesen Sie, wie wir entschieden haben: Seite 152.
Brauchen Sie weitere Informationen?

Weitere Informationen

Zum Kind:
Außer der bestehenden Bronchitis ist der Junge bisher völlig gesund gewesen und wurde bei unauffälligem Schwangerschaftsverlauf termingerecht geboren.

Zur Logistik:
Vom Einsatzort aus sind zwei Brandverletztenzentren in ca. jeweils 1 ½ Stunden Fahrt bei ungünstiger Witterung erreichbar, der Transport mit dem Hubschrauber benötigt dagegen ca. 15 Minuten. Kliniken mit einer pädiatrischen Fachabteilung sind in Einsatzortnähe nicht vorhanden.

Verbrennungstiefen

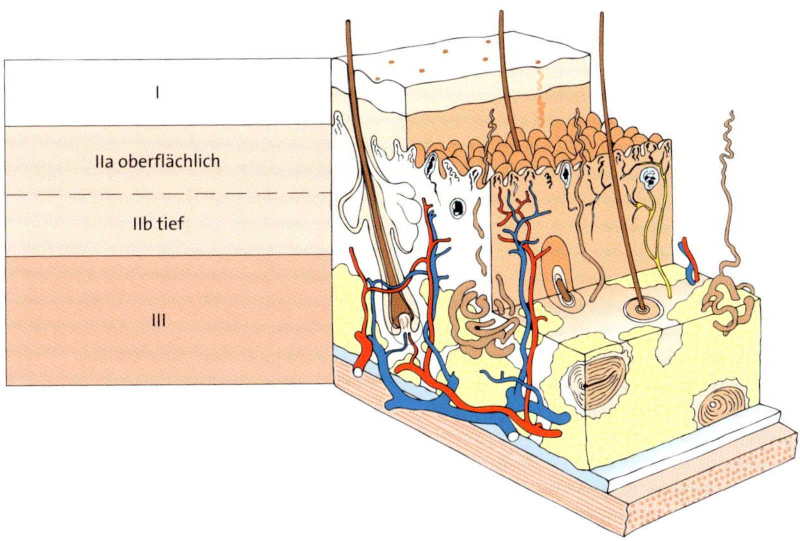

Abb. 3 ▶ Schematische Darstellung der Verbrennungstiefen (aus: LPN 3, 3. Aufl. 2005)

Diagnose

Entscheiden Sie sich für eine Diagnose und lesen Sie dann nach: Seite 152.

Therapie

Elementartherapie: Maßnahmen nach dem ABC-Schema sind akut nicht notwendig, die Atemwege sind frei, die Atmung ausreichend und der Kreislauf stabil.

Standardtherapie: Es gelingt die Anlage eines periphervenösen Zuganges (blau, G 22). Am linken Innenknöchel lässt sich die V. saphena, ohne tastbar zu sein, glatt punktieren. Sorgfältig wird der wertvolle Zugang fixiert. Der aus dem Mandrin bestimmte Blutzucker beträgt 110 mg/dl. Es wird nun Ringer-Laktat-Lösung in einer Dosierung von 40 ml/h mit Hilfe einer Spritzenpumpe infundiert.

Spezielle Therapie: Zur Analgesie wird Esketamin in einer Dosierung von 2 mg i.v. appliziert, wodurch der Junge deutlich ruhiger wird und aufhört zu schreien. Die Atmung wird ruhiger und bleibt suffizient. Zusätzlich wird nun Sauerstoff (2 l/min) über eine Inhalationsmaske für Kinder gegeben.

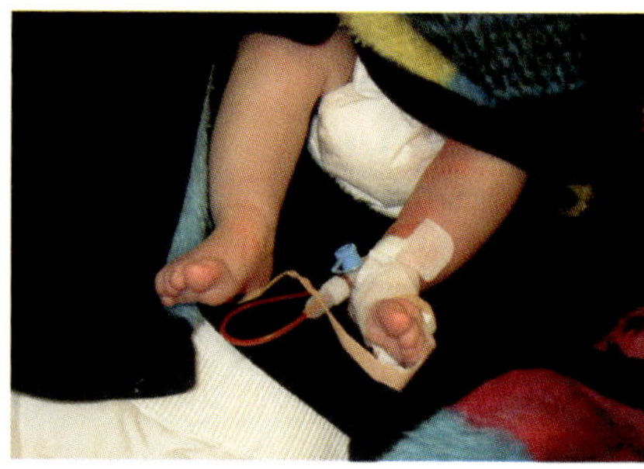

Abb. 4 ▶ Venöser Zugang: Vena saphena, ein geeigneter Zugangsweg

Während der telefonischen Voranmeldung in der Zielklinik mit Betten für schwer brandverletzte Kinder erfolgt der Wechsel des Monitorings auf das Equipment des RTH im warmen RTW. Dann wird der Junge unter Vermeidung weiterer Auskühlung zügig in den Rettungshubschrauber transportiert.

Nach 20 Minuten Verweildauer startet der RTH mit dem verunfallten Jungen und der Mutter zur Zielklinik. Der Transport gestaltet sich komplikationslos. Die Flugzeit beträgt 16 Minuten. Drei weitere Gaben von Esketamin in gleicher Dosierung sind bis zur Übergabe des Jungen notwendig.

Stabil wird der nun ruhige Junge direkt auf der Kinderintensivstation an das Klinikpersonal übergeben.

Frage

Warum sind kolloidale Infusionslösungen bei Brandverletzungen nur nach sehr strenger Indikation präklinisch zu verabreichen?

Denken Sie nach und überprüfen Sie Ihre Antwort auf Seite 152.

Diskussion

Gerade im Kleinkindalter sind Verbrühungen keine Seltenheit. Begleitverletzungen sind bei der Untersuchung immer in Erwägung zu ziehen (z.B. nach Sturz). Zur Einschätzung der verletzten Körperoberfläche dient wie im Erwachsenenalter die Neunerregel, allerdings ist diese für das Kindesalter modifiziert (Abb. 5). Der Kopf nimmt eine deutlich größere Körperoberfläche zu Ungunsten der unteren Extremität ein. Hilfreich ist die in allen Altersstufen geltende Faustregel, dass die Handfläche des Patienten (inklusive der Finger) 1% der Körperoberfläche entspricht.

Da erst- und zweitgradige Brandverletzungen zu sehr starken Schmerzen führen, ist eine suffiziente Therapie notwendig. Kühlung ist eine Maßnahme für Ersthelfer, sie lindert Schmerzen und wirkt kausal. Bei Kindern sollte zum Abführen der Wärme des Gewebes und zum Vermeiden einer Auskühlung allerdings lauwarmes Wasser, sofern vorhanden, genutzt werden. Bei Frierreaktionen ist die Kühlung zwingend abzubrechen. Auch nach Narkose kommt es zur weiteren Auskühlung. Gerade bei kleinen Kindern ist zwingend auf Wärmeerhalt zu achten. Der RTW ist aufzuwärmen und die Türen sind geschlossen zu halten.

Eine suffiziente Analgesie ist anzustreben, die rektale Gabe von Paracetamol ist bei Weitem nicht ausreichend. Die intramuskuläre Gabe von Esketamin ist möglich in einer Dosierung von bis zu 3 mg/kgKG. Jedoch dauert der Wirkeintritt einige Minuten und die Resorption ist unterschiedlich. Dadurch wird die Anlage eines periphervenösen Zuganges bei sehr unruhigen Kindern erleichtert. Die intravenöse Dosis

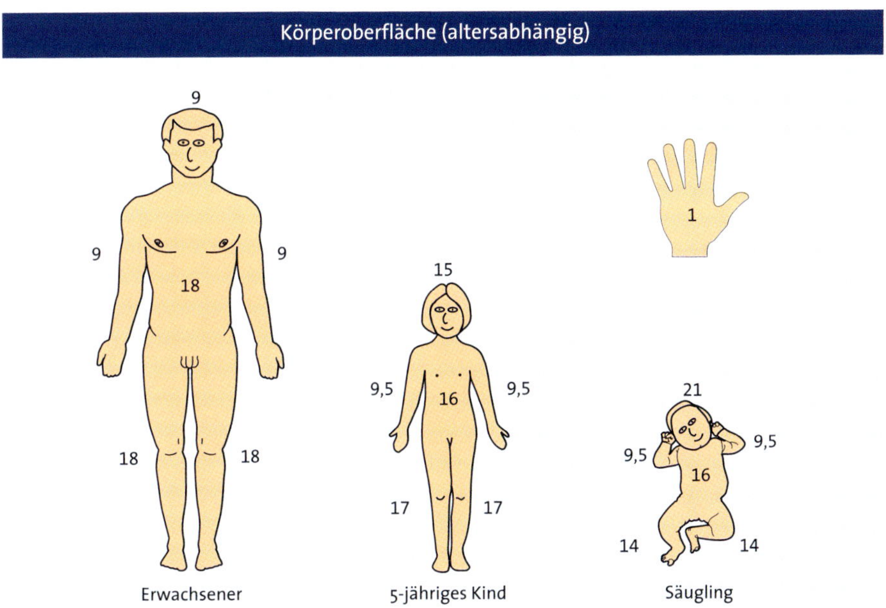

Abb. 5 ▶ Neunerregel Säugling

von Esketamin zur Analgesie beträgt 0,25 – 0,5 mg/kgKG. Auch Opioide wie Fentanyl sind gut wirksam, die Dosierung beträgt intravenös 1 – 2 µg/kgKG.

Die Anlage eines periphervenösen Zuganges bei Kindern erfordert Kenntnis, Übung – und Glück. Dennoch ist dieser notwendig zum Volumenersatz. Gelingt die Anlage nicht, ist in Abwägung der Zeit bis zum Erreichen der Zielklinik die Anlage eines intraossären Zuganges in Erwägung zu ziehen. Zur Schocktherapie wird bei großflächigen Brandverletzungen innerhalb der ersten Stunde Vollelektrolytlösung (z.B. Ringer-Laktat) in einer Dosis von 20 ml/kg appliziert. Im Kindesalter ist dabei die Gefahr einer Überinfusion zu bedenken, Spritzenpumpen sind zur sicheren Dosierung optimal, ansonsten sind Infusionsflaschen teilweise zu entleeren bis zur errechneten zu gebenden Menge.

Die Direkteinlieferung in ein Zentrum für schwer brandverletzte Kinder ist möglich, die Transportzeit sollte maximal 45 Minuten betragen.

Bei dem Jungen wurde bewusst auf die präklinische Intubationsnarkose nach Nutzen-Risiko-Abwägung verzichtet. Einerseits sind präklinische Säuglingsnarkosen eine Seltenheit und erfordern daher eine explizite Vorbereitung und Besprechung des geplanten Vorgehens. Zudem bedeutete die schwere Hypothermie ein zusätzliches, nicht einschätzbares Risiko. Auch in der Klinik wurde die Narkose zur Wundversorgung erst nach Wiedererwärmung und Erreichen der Normothermie eingeleitet.

10 Bewusstseinstrübung

Einsatzdaten

Im April erfolgt über die Rettungsleitstelle nachmittags die Alarmierung von Rettungswagen und Rettungshubschrauber zu einem häuslichen Notfall. Die Zeit bis zum Eintreffen am Notfallort beträgt 7 Minuten.

Alarmierungsgrund

Nicht ansprechbare Person.

Lage

Das Rettungsdienstpersonal wird am Einsatzort durch Angehörige eingewiesen und in den Keller eines alten Einfamilienhauses geführt. Dort findet sich der nicht ansprechbare Notfallpatient auf einem Sofa unter einer Höhensonne.

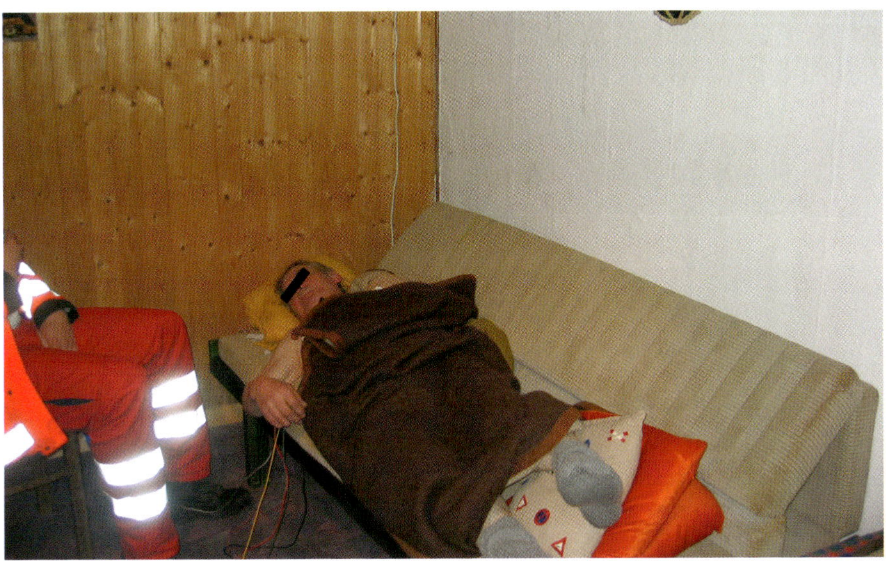

Abb. 1 ▶ Auffindesituation

Anamnese

Der Patient ist desorientiert und kann selbst keine Angaben zum Notfallgeschehen machen. Fremdanamnestisch ist über die Angehörigen zu erfahren, dass er vor einer Stunde in den Keller gegangen sei. Da er lange im Keller verblieben war, hatte man nun nach ihm geschaut; er habe äußerst verwirrt gewirkt und lag zudem unter der Höhensonne. Das Gerät habe man sofort ausgeschaltet. Der Patient sei alkoholabhängig und habe wohl im Keller die Gelegenheit zum Trinken genutzt.

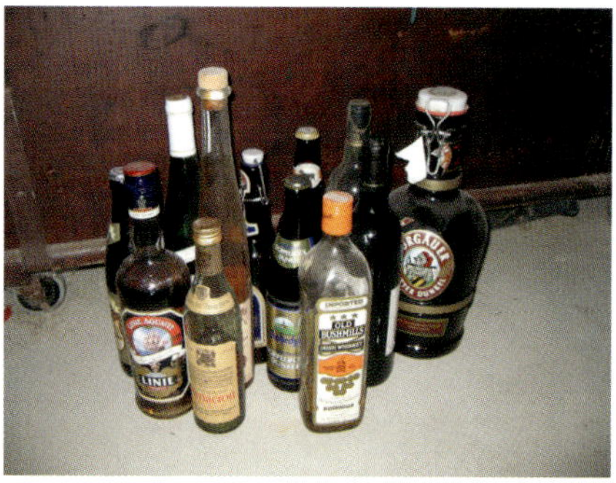

Abb. 2 ▶ Der im Keller aufgefundene Patient ist offenbar alkoholabhängig

Befund

Der Patient ist männlich, 66 Jahre alt und zeitlich, örtlich und zur Person desorientiert. Die Augen sind geöffnet und motorische Reaktionen erfolgen seitengleich auf Aufforderung, damit werden 14 Punkte auf der Glasgow Coma Scale erreicht. Folgende Messwerte werden erhoben: RR 180/90 mmHg, S_PO_2 98%, Hf 88, Af 10.

Die körperliche Untersuchung zeigt keine Auffälligkeiten, insbesondere keine Anzeichen einer Brandverletzung.

Differenzialdiagnostik

Bitte denken Sie kurz nach und wägen mögliche Differenzialdiagnosen ab. Lesen Sie, wie wir entschieden haben: Seite 153.

Benötigen Sie weitere Informationen?

Weitere Informationen

Zur weiteren Einschätzung des Notfallgeschehens wird nach Vorerkrankungen, der Dauermedikation und dem Hausarzt gefragt.

Der Patient nehme nur wenige Tabletten ein, genannt werden Allopurinol® 300, Gliben® 3,5 und Metformin® 850. Das erste Medikament wird zur Gichttherapie genutzt, die anderen sind orale Antidiabetika.

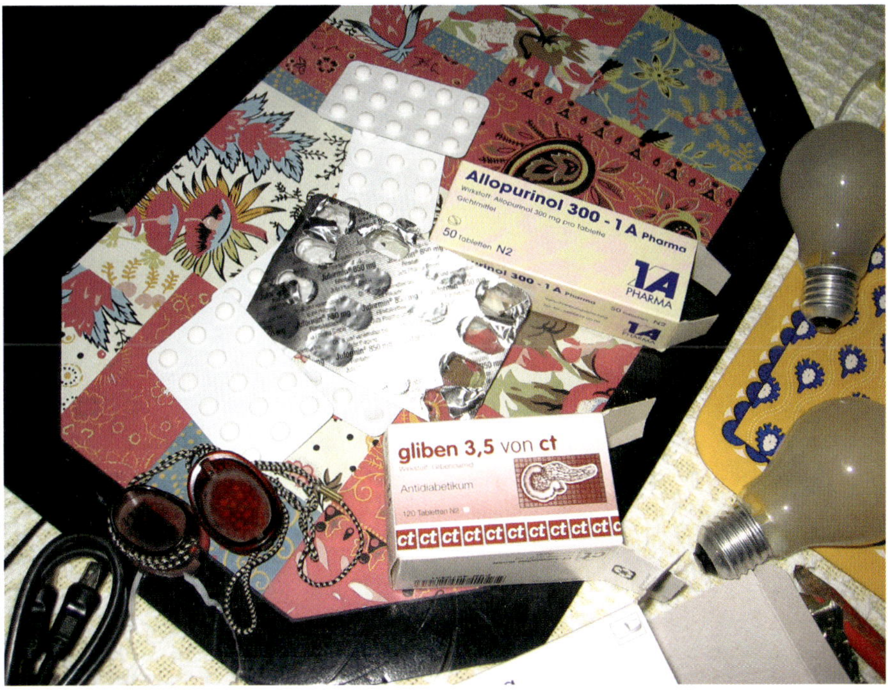

Abb. 3 ▶ Medikation des Patienten

Verdachtsdiagnose

Entscheiden Sie und lesen Sie dann nach: Seite 153.

Therapie

Elementartherapie: Die Vitalfunktionen sind akut nicht gefährdet, ABC-Maßnahmen sind somit nicht erforderlich.

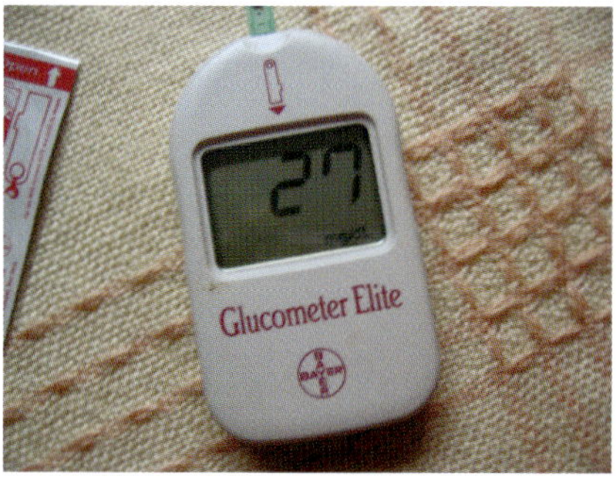

Abb. 4 ▶ BZ-Stix

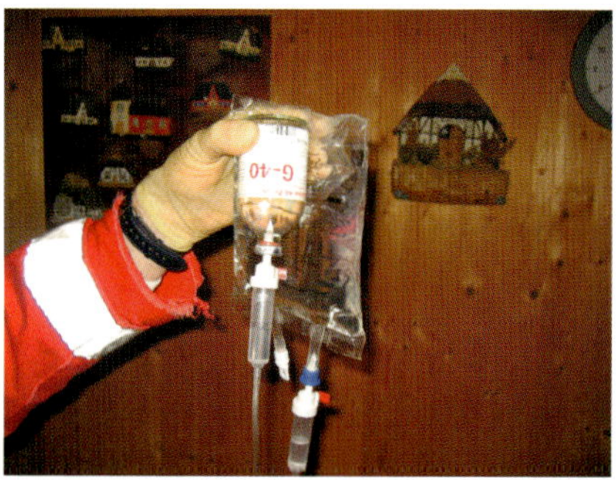

Abb. 5 ▶ Glukosegabe

Standardtherapie: Es erfolgt die Anlage eines periphervenösen Zuganges (weiß, G 17), der aus dem Mandrin bestimmte Blutzucker beträgt 27 mg/dl.

Spezielle Therapie: Zur Behandlung der nicht nur vermuteten, sondern auch gemessenen Hypoglykämie werden nun fraktioniert bis zur Klarheit des Patienten 80 ml Glucose 40% intravenös appliziert. Zum Offenhalten des Zuganges und zur Verdünnung der Glukose während der Gabe wird eine Vollelektrolytlösung in anfänglich schneller Tropfenfolge infundiert. Der nun bewusstseinsklare Patient äußert keine weiteren Beschwerden, der anfänglich hypertone Blutdruck normalisiert sich spontan auf 140/80 mmHg, alle anderen Befunde zeigen Normwerte. Die nochmalige Bestimmung des Blutzuckers ergibt nun einen Wert von 238 mg/dl. Zur Einweisung in eine Klinik wird der Transport vorbereitet.

Fragen

Welches sind die Symptome einer Hypoglykämie?

Entscheiden Sie und lesen Sie dann nach: Seite 153.

Welche Menge Glukose ist zu geben?

Denken Sie nach und blättern Sie dann auf Seite 153.

Diskussion

Bei jeder Bewusstseinstrübung, egal welchen Ausmaßes, gilt die Bestimmung des Blutzuckers als obligate Maßnahme. Hypoglykämien können sämtliche neurologischen Krankheitsbilder vom Schlaganfall über psychiatrische Notfälle bis zum Krampfanfall imitieren. Patienten unter oraler antidiabetischer Therapie wie in dem beschriebenem Fall sind bei Auftreten einer Hypoglykämie unbedingt einer stationären Therapie zuzuführen. Ebenso hat eine stationäre Einweisung zu erfolgen bei anhaltenden Restsymptomen nach Normalisierung des Blutzuckers oder rezidivierend auftretenden Hypoglykämien.

Die kausale Therapie besteht in der Gabe von Glukose. Eine lang bestehende Hypoglykämie kann zu schweren Hirnschädigungen führen und trotz Erreichen von Normwerten nach Glukosegabe das Aufwachen verhindern. In diesem Fall sind wie bei jeder Bewusstlosigkeit der Atemweg und die Ventilation definitiv durch Intubation und Beatmung zu sichern. Eine klinische Diagnostik zur weiteren Abklärung der Bewusstlosigkeit ist selbstverständlich erforderlich.

11 Landwirtschaftlicher Arbeitsunfall

Einsatzdaten

An einem warmen Hochsommertag erfolgt über die Rettungsleitstelle vormittags die Alarmierung von Rettungshubschrauber und Rettungswagen zu einem landwirtschaftlichen Betrieb. Der RTW trifft zuerst am Einsatzort ein, 12 Minuten nach Alarmierung landet der RTH in unmittelbarer Nähe des Notfallortes.

Alarmierungsgrund

Arbeitsunfall mit Verdacht auf Wirbelsäulenverletzung.

Lage

Der Einsatzort befindet sich in einer landwirtschaftlich genutzten Halle. Der Notfallpatient ist wach und liegt auf sandigem Boden neben einem Strohförderband. Neben ihm befindet sich ein ortsansässiger erstversorgender Arzt. Eine akute Vitalgefährdung scheint nicht vorzuliegen.

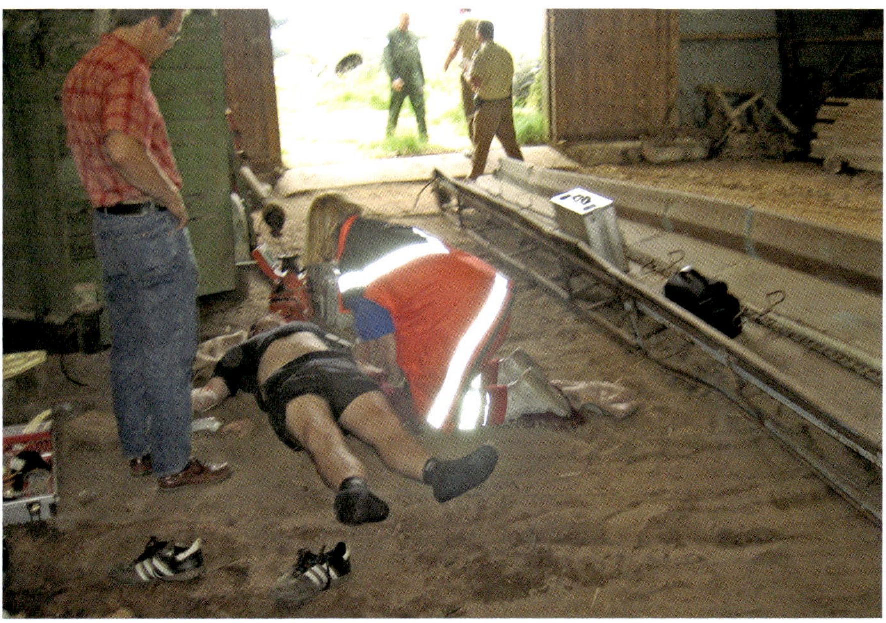

Abb. 1 ▶ Auffindesituation

Anamnese

Der Patient habe sich unter einem Strohförderband befunden. Nachdem es versetzt worden sei, sei das Band plötzlich zusammengebrochen und habe den Patienten am Rücken getroffen, er habe unter diesem gelegen und sei von Mitarbeitern herausgezogen worden. Eine Bewusstlosigkeit hat nicht vorgelegen, der Patient kann den Unfallhergang genau beschreiben. Er klagt lediglich über Schmerzen im Rückenbereich und ein »Kribbeln« in beiden Beinen.

Befund

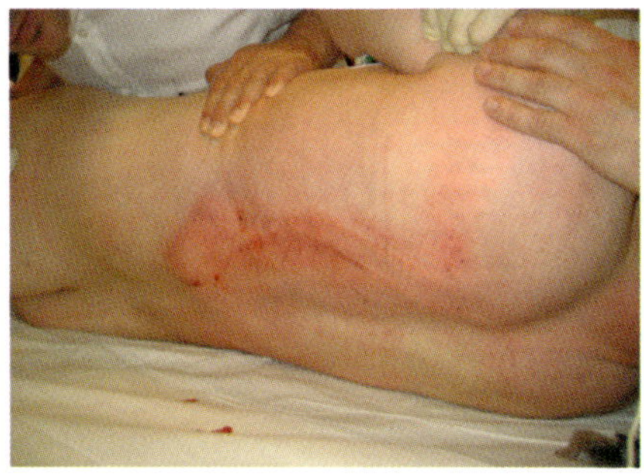

Abb. 2 ▶ Schürfung am Rücken

Der Patient ist männlich, 22 Jahre alt und hat einen gut tastbaren Puls. Bei der Ganzkörperuntersuchung bestätigt sich eine Aufhebung der Sensibilität und Motorik zwei Querfinger unterhalb des Bauchnabels (Niveau Th11). Eine große Schürfung zeigt sich bei vorsichtigem Drehen in Seitenlage linksseitig am Rücken. Die Messwerte (RR 132/68 mmHg, S_pO_2 100%, Hf 77, Af 10) liegen im Normbereich und zeigen keine Störung der Vitalfunktionen. Weitere Verletzungen scheinen nicht vorzuliegen.

Differenzialdiagnostik

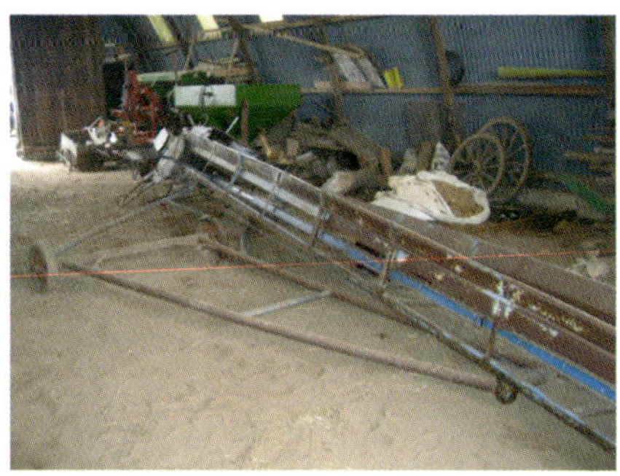

Abb. 3 ▶ Das zusammengebrochene Förderband

Überlegen Sie selbst und lesen Sie, wie wir entschieden haben: Seite 154.

Benötigen Sie für die Entscheidung weitere Informationen?

Weitere Informationen

Es gibt zurzeit keinen Hinweis auf eine schwere thorakale Verletzung, die pulsoxymetrisch gemessene Sauerstoffsättigung bleibt stabil bei 99 – 100%. Weder Luftnot noch ein Thoraxkompressionsschmerz bestehen.

Des Weiteren ist der Patient durchgehend kreislaufstabil, die durch die Querschnittsymptomatik bedingte Gefäßerweiterung kann bereits einen starken Blutdruckabfall bewirken, eine zusätzliche Blutung kann den Blutdruckabfall verstärken. So ist eine innere Blutung vom Unfallhergang nicht unmöglich und muss klinisch ausgeschlossen werden, vom Verlauf her ist sie eher unwahrscheinlich.

Verdachtsdiagnose

Entscheiden Sie und lesen Sie nach: auf Seite 154.

Therapie

Elementartherapie: Die Vitalfunktionen sind akut nicht gefährdet, ABC-Maßnahmen somit nicht erforderlich.

Standardtherapie: Ein periphervenöser Zugang (orange, G 14) liegt bereits. Der aus dem Mandrin bestimmte Blutzucker beträgt 115 mg/dl. Eine Ringerlösung wird bereits infundiert. Da der Patient Schmerzen im Rücken äußert, wird ihm 0,1 mg Fentanyl i.v. gegeben.

Spezielle Therapie: Unter Nutzung der Schaufeltrage erfolgt die Umlagerung auf die mit einem Bettlaken vorbereitete Vakuummatratze, die auf der Trage des RTH liegt. Anschließend wird der Patient direkt in den Hubschrauber transportiert und das Monitoring des RTW gegen das des Rettungshubschraubers ausgetauscht. Der Patient ist durchgehend stabil.

Parallel erfolgt die direkte telefonische Voranmeldung des kreislaufstabilen Patienten in einer berufsgenossenschaftlichen Klinik der Maximalversorgung mit angegliedertem Querschnittzentrum.

22 Minuten nach Erreichen des Einsatzortes startet der Rettungshubschrauber in die 25 Flugminuten entfernte Zielklinik. Während des Fluges ist die Gabe von weiteren 0,15 mg Fentanyl notwendig. Komplizierend erbricht der wache Patient einmalig 2 Minuten vor Landung am Zielkrankenhaus. Kreislauf und Atmung sind durchgehend stabil.

▶ Fragen

Warum belassen Sie nicht einen Patienten auf der Schaufeltrage nach Umlagerung auf die Vakuummatratze?

Beantworten Sie die Frage für sich und lesen Sie die Antwort nach: Seite 154.

Darf man Patienten mit Querschnittlähmung zur Untersuchung des Rückens auf die Seite drehen?

Denken Sie über diese Frage nach und überprüfen Sie die Antwort auf Seite 154.

Ein Etagendenken ist hilfreich: Es korrelieren ...

- **HWS-Frakturen mit Schädel-Hirn-Trauma**
- **BWS-Frakturen mit Thoraxtrauma**
- **LWS-Frakturen mit Bauchtrauma.**

▶ Diskussion

Auch bei diesem Unfallereignis ist der genaue Unfallmechanismus zum Verstehen der Verletzung unabdingbar. Der Patient wurde am Rücken getroffen und lag unter dem Förderband. Er bot primär die Symptomatik einer Querschnittlähmung. Diese kann jedoch erschwerend Begleitverletzungen durch Störung der Sensibilität verschleiern. Beispielsweise hätten eine Beckenfraktur oder Verletzungen der Beine in vorliegendem Fall nicht zu Schmerzangabe im Verletzungsbereich geführt.

Blutdruckabfälle sind durch Weitstellung der Gefäße (relative Hypovolämie durch Sympathikolyse) oder auch einen Blutverlust möglich. Der Patient war jedoch völlig kreislaufstabil.

Immer ist eine Ganzkörperuntersuchung am entkleideten Patienten notwendig. Zur Untersuchung des Rückens kann der Patient vorsichtig axial seitlich gedreht werden. Im Thoraxbereich war hierbei eine Prellmarke zu sehen. Der Patient klagte jedoch weder über Luftnot, noch kam es zu Abfällen der pulsoxymetrisch gemessenen Sauerstoffsättigung, somit deutet nichts auf ein schweres Thoraxtrauma hin. Die Gabe von Glukokortikoiden (NASCIS-Studie) wird kontrovers diskutiert und wurde wegen bekannter Ablehnung dieser Therapie durch die Zielklinik nicht vorgenommen.

Die Auswahl der Zielklinik richtet sich nach dem Zustand des Patienten. Bei Verdacht auf innere Verletzungen mit Blutung im Bauchraum ist das nächstgelegene Krankenhaus mit einer Abdominalchirurgie und OP-Möglichkeit die geeignete Zielklinik. Ist der Patient dagegen kreislaufstabil, kann die Direkteinlieferung in eine Spezialklinik erfolgen.

In der Klinik bestätigte sich die Diagnose des Querschnittes. Radiologisch fand sich eine LWK-1-Luxationsfraktur, die direkt nach klinischer Diagnostik operativ versorgt wurde. Zusätzlich zeigte sich noch eine Fraktur der 12. Rippe linksseitig ohne weitere Begleitverletzungen.

▶ Klinische Weiterbehandlung

Die Fraktur der Wirbelsäule wurde umgehend nach klinischer Diagnostik operativ durch eine Osteosynthese versorgt. Dennoch blieb die Querschnittsymptomatik bei der starken Schädigung des Rückenmarkes bestehen. Die frühe operative Versorgung ermöglicht neben der Dekompression des Rückenmarkes eine schnelle Mobilisation der Patienten. Der klinische Verlauf gestaltete sich unproblematisch und der Patient konnte einer folgenden rehabilitativen Therapie zugeführt werden.

12 Kreislaufprobleme

Einsatzdaten

Am Nachmittag eines warmen Sommertages im Juni erfolgt die Alarmierung von Rettungshubschrauber und Rettungswagen auf Anforderung eines niedergelassenen Arztes. Die Zeit bis zum Eintreffen des RTH am Notfallort beträgt 8 Minuten, nach weiteren 4 Minuten trifft der RTW ein.

Alarmierungsgrund

Internistischer Notfall.

Lage

Der Patient befindet sich im Wohnzimmer seines Hauses in einem Sessel sitzend und wirkt vom ersten Aspekt her schwer krank. Neben ihm befindet sich sein Hausarzt und berichtet zügig über die Notfallsituation und den Grund der Nachforderung des Rettungsdienstes. Die besorgte Ehefrau ist ebenfalls im Wohnzimmer anwesend.

Anamnese

Seit ungefähr zwei Stunden verspüre der Patient starke Übelkeit und fühle sich sehr schwach. Erbrechen sei einmalig aufgetreten. Auf gezielte Frage wird berichtet, dass das Erbrochene nicht an Kaffeesatz erinnere und der letzte Stuhlgang am Vortag unauffällig gewesen sei. Insbesondere sei kein Teerstuhl aufgetreten. Die Frage nach einem Schmerzereignis oder sogar noch bestehenden Schmerzen wird verneint. Der Patient möchte im Sessel sitzen, Flachlagerung empfindet er als sehr unangenehm und möchte zunächst im Sessel verbleiben.

An Vorerkrankungen sei ein Hypertonus bekannt, vor drei Jahren sei ein »Schlaganfall« aufgetreten, neurologische Schäden bestünden nicht mehr. Die aktuelle Medikation wird vom Hausarzt und der Ehefrau mitgeteilt. Eingenommen wird Diblocin Uro® (Doxazosin, Urologikum), Allopurinol® 300 (Gichtmittel), Xanef® (Enalapril, Blutdrucksenker), ASS 100®, Pidilat® (Nifedipin, Blutdrucksenker) und Sortis® (Atorvastatin, Lipidsenker).

Befund

Der Patient ist männlich, 75 Jahre alt, in adipösem Ernährungszustand und in deutlich reduziertem Allgemeinzustand. Der Puls ist flach und tachykard und der Patient hat ein blasses Hautkolorit. Er ist kalt schweißig. Folgende Messwerte werden erhoben: systolischer Blutdruck 60 mmHg, S_pO_2 nicht messbar, Hf 130, Af 16.

Die orientierende körperliche Untersuchung des kräftigen Patienten zeigt keine besonderen Befunde. Die Auskultation von Herz und Lunge zeigt bis auf ein abgeschwächtes Atemgeräusch linksseitig keine pathologischen Befunde. Das Abdomen ist adipös, Resistenzen sind nicht palpabel und eine Pulsation ist nicht tastbar.

Das Monitor-EKG zeigt einen tachykarden Sinusrhythmus mit polytopen ventrikulären Extrasystolen.

Differenzialdiagnostik

Wofür entscheiden Sie sich? Bitte denken Sie einen Moment über die Differenzialdiagnostik nach. Lesen Sie, wie wir entschieden haben: Seite 155.

Oder könnten weitere Informationen für die Entscheidung wichtig sein?

Weitere Informationen

Das 12-Kanal-EKG zeigt unspezifische Erregungsrückbildungsstörungen, keine Extrasystolen und keinen sicheren Hinweis auf einen Myokardinfarkt.

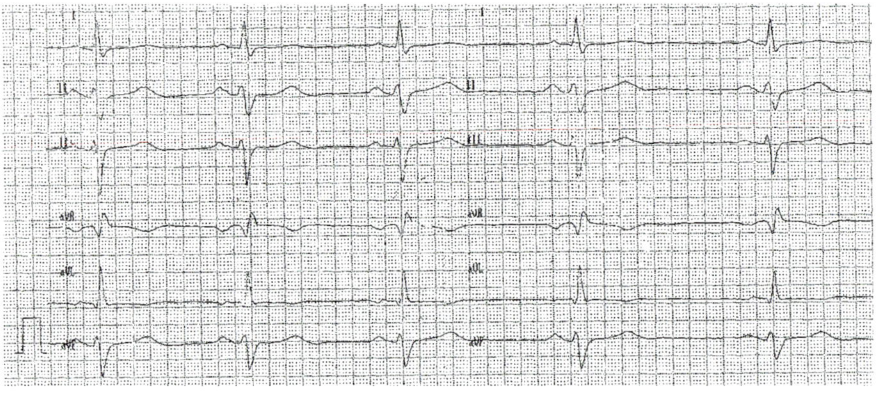

Abb. 1 ▶ EKG-Ableitungen nach Einthoven (I – III) und Goldberger (aVR, aVL, aVF)

Die Frage an den Hausarzt nach vorherigen Ultraschall- und Röntgenuntersuchungen wird mit bisher unauffälligen Befunden beantwortet.

Der Blutdruck wird an beiden Armen gemessen und zeigt bei niedrigen Blutdruckwerten keine Seitendifferenz.

Bei der Auskultation des Herzens wurden unter eingeschränkten Untersuchungsbedingungen keine pathologischen Geräusche ausgemacht.

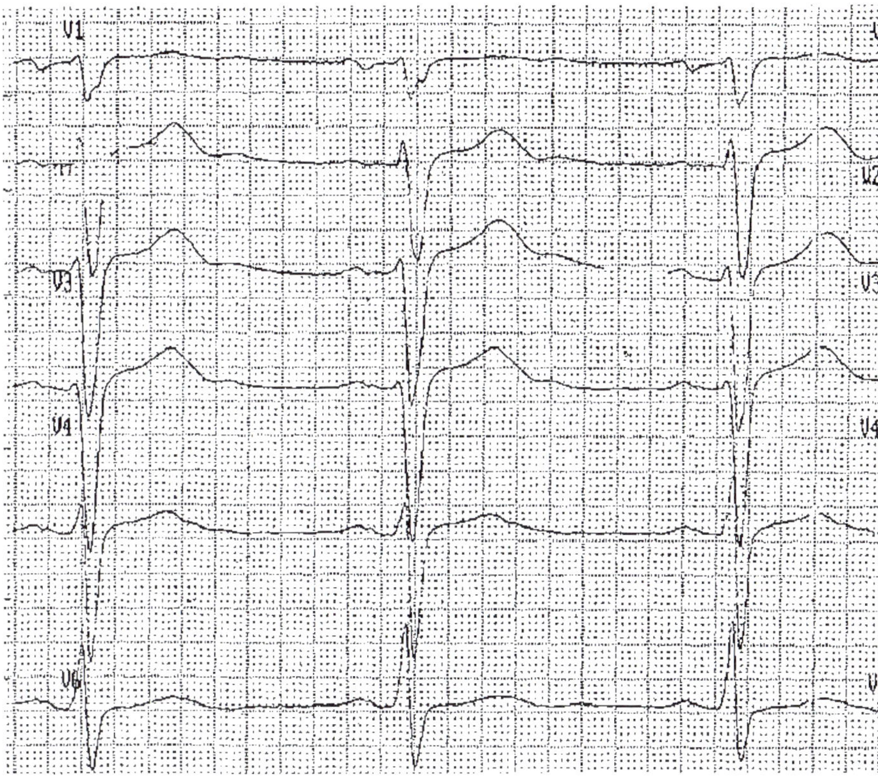

Abb. 2 ▶ Brustwandableitungen $V_1 - V_6$

Verdachtsdiagnose

Überlegen Sie und lesen Sie dann nach: Seite 155.

Therapie

Elementartherapie: Bei dem Patienten sind die Vitalfunktionen Atmung und Kreislauf gefährdet, die Atemwege sind jedoch frei. So wird über eine Maske Sauerstoff mit hohem Flow appliziert. Die Anlage eines periphervenösen Zuganges (grün, G 18) ist durch den Hausarzt bereits erfolgt. Es läuft bereits eine Infusion 500 ml Ringer mit beigemischten 50 mg Dopamin.

Standardtherapie: Die Ehefrau wird aus dem Zimmer geschickt, um ihrem Ehemann eine Tasche für den Krankenhausaufenthalt zu packen. Die laufende Infusion wird gegen eine Ringerlösung ohne Medikamentenzusatz ausgetauscht.

Spezielle Therapie: Eine Spritzenpumpe mit Dopamin (250 mg/50 ml) wird über Dreiwegehahn angeschlossen. Diese wird auf 8 ml/h eingestellt. Wegen der Übelkeit werden zudem 10 mg Paspertin® verabreicht. Die Anlage eines weiteren venösen Zuganges (orange, G 14) am Unterarm gelingt problemlos, der Blutzucker beträgt 100 mg/dl, weitere 500 ml Ringer werden angeschlossen. Auf eine weitere Medikation wird verzichtet. Langsam bessert sich die Kreislaufsituation und der Patient verspürt subjektiv Besserung.

Hausarzt und Notarzt beraten in Anbetracht der möglichen Diagnosen über die Zielklinik. In einer benachbarten, zügig erreichbaren Klinik der Schwerpunktversorgung ist der Patient wegen eines vorherigen Krankenhausaufenthaltes bekannt. Nach Abwägung erfolgt nun nach telefonischer Voranmeldung mit dem RTW der Transport in dic nächstgelegene Klinik. Nach 10 Minuten erfolgt die Übergabe des Patienten an den Dienst habenden Internisten der Intensivstation.

Die dokumentierten Messwerte bei Übergabe lauten RR 85/55 mmHg, Hf 125, Af 12, S_PO_2 weiterhin ohne Anzeige.

Fragen

Welche Wirkungen hat Dopamin?

Überlegen Sie und lesen Sie dann nach: Seite 155.

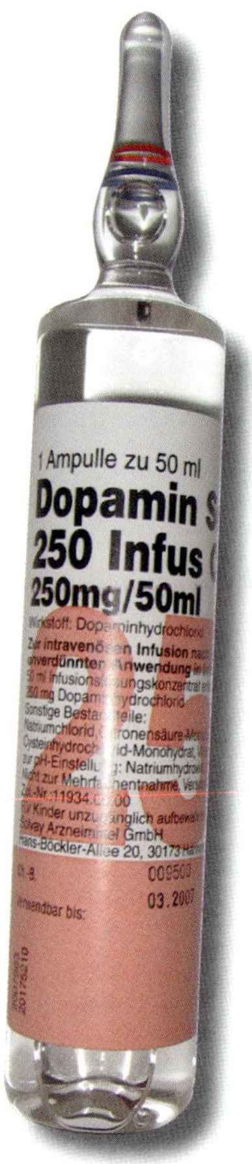

Abb. 3 ▶ Dopamin

Diskussion

Thorakaler Schmerz ist ein Leitsymptom für einen Herzinfarkt, besonders ein Ausstrahlen des Schmerzes in den Rücken kann wegweisend für ein Aortenaneurysma sein. Häufig finden sich hierbei unterschiedliche Blutdruckwerte an beiden Armen, teils ist ein Arm pulslos. Daher ist der Blutdruck an beiden Armen zu messen. Auskultatorisch kann möglicherweise ein Diastolikum gehört werden. Bei Verdacht auf ein Aortenaneurysma ist auf die gerinnungshemmende Medikation (Heparin, ASS®, Lyse) in Abwägung der Risiken zu verzichten. Am Einsatzort wurde die Diagnose bereits notärztlich erwogen, aber auch eine Direkteinlieferung mit längerem Transportweg wäre von den möglichen Zielkliniken eventuell abgelehnt worden. Unbedingt sind bei Verdacht auf ein Aortenaneurysma hypertensive Blutdruckwerte zu vermeiden, antihypertensiv können Ebrantil® (Urapidil) oder auch Nitopräparate angewandt werden. Eine suffiziente Schmerzbehandlung erfolgt den Beschwerden angepasst durch titrierte Gabe von Opioiden.

Klinische Weiterbehandlung

In der Klinik wird zügig die laborchemische und apparative Diagnostik eingeleitet. Im Computertomogramm zeigt sich ein Hämatothorax linksseitig bei Verdacht der Ruptur eines thorakalen Aortenaneurysmas. Die Ehefrau berichtet nun bei Aufklärung über die Diagnose doch, dass der Patient in der Nacht zuvor über starken Rückenschmerz zwischen den Schulterblättern geklagt habe.

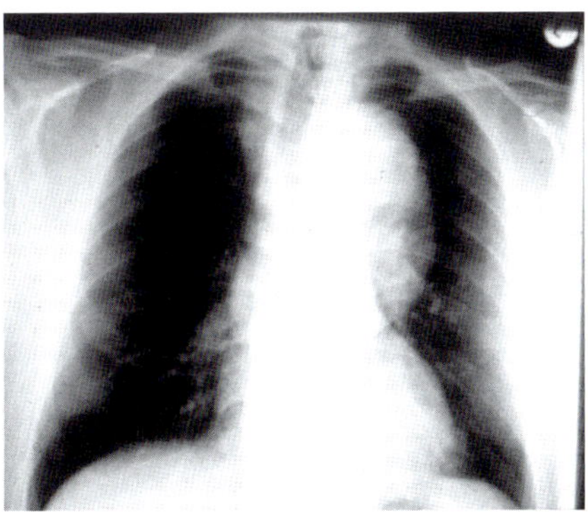

Abb. 4 ▶ Röntgenbild des Thorax vor Jahren

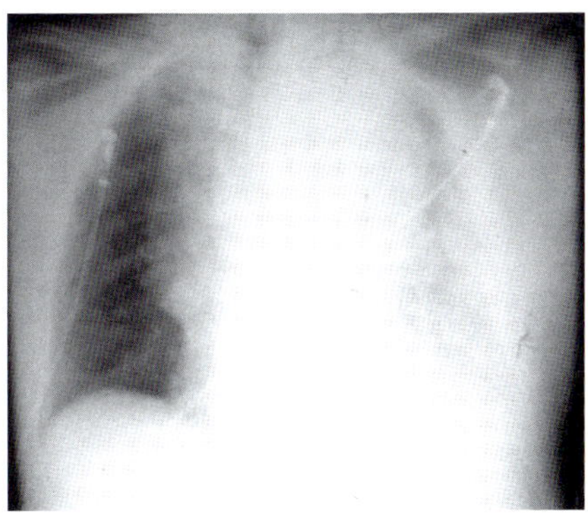

Abb. 5 ▶ Aktuelles Röntenbild des Thorax mit Verschattung links

Sofort wird ein Sekundärtransport zum Transport in ein Zentrum mit einer Abteilung für Herz- und Gefäßchirurgie organisiert. Wegen fehlender OP-Kapazität der geeigneten Zielkliniken kann der Transport erst verzögert nach Einbruch der Dunkelheit erfolgen und muss bodengebunden geschehen. Auch dieser Transport gestaltet sich komplikationslos.

Der Patient wird nun schnellstmöglich operativ unter Anschluss an die Herz-Lungen-Maschine versorgt. Intraoperativ entwickelt sich leider die gedeckte Ruptur der Aorta in eine freie Ruptur. Durch eine nicht kontrollierbare Blutung verstirbt der Patient. Es handelte sich um ein perforiertes Aneurysma im Bereich der Aorta descendens und eine chronische Aortendissektion.

13 Suizid

▶ Einsatzdaten

Im Juni erfolgt über die Rettungsleitstelle vormittags die Alarmierung von Rettungswagen und Rettungshubschrauber zu einem Suizid bei Vergiftung. Der RTW trifft nach 8 Minuten am Einsatzort ein, der RTH nach 11 Minuten.

▶ Alarmierungsgrund

Suizid.

▶ Lage

Der Notfallort liegt in einem allein stehenden Haus. Vor diesem steht der bereits eingetroffene RTW, dessen Besatzung sich im Haus befindet. Das medizinische Personal des RTH wird vom Ehemann der Patientin sofort zum Wohnzimmer geführt. Hier laufen durch die Kräfte des RTW bereits die Maßnahmen zur kardiopulmonalen Reanimation. Ein scharfer, unangenehmer Geruch ist im Raum wahrzunehmen, die bereits im Zimmer Anwesenden empfinden dies allerdings nicht.

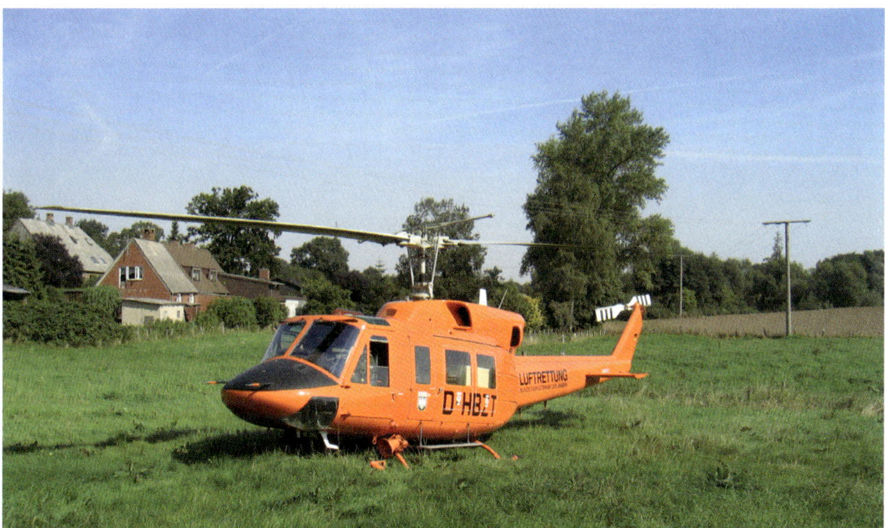

Abb. 1 ▶ Der RTH ist am Notfallort gelandet

Anamnese

Nach Angabe des Ehemannes habe die Patientin eine Krebserkrankung im Gesichtsbereich und eine möglicherweise entstellende Operation stehe ihr bevor. Sie habe sich vor über einer halben Stunde von ihrem Mann verabschiedet und sei, während er im Garten war, ins Wohnzimmer gegangen und habe ihm von dort aus zugewunken. Nun habe er sie offenbar leblos neben dem Schreibtisch liegend vorgefunden und sofort den Notruf getätigt. Es sei möglich, dass sie Zyanid eingenommen habe, diesen Stoff habe sie »für den Notfall« gelagert.

Befund

Die Patientin liegt auf dem Boden, es fehlen Atmung und Puls, die Pupillen sind weit und entrundet. Das EKG zeigt eine Asystolie. Bei dem kurzen »Check« fällt auf, dass die Patientin bei Unterbrechen der Reanimation dennoch rosig ist. Sie ist noch nicht intubiert, auch ein periphervenöser Zugang liegt noch nicht.

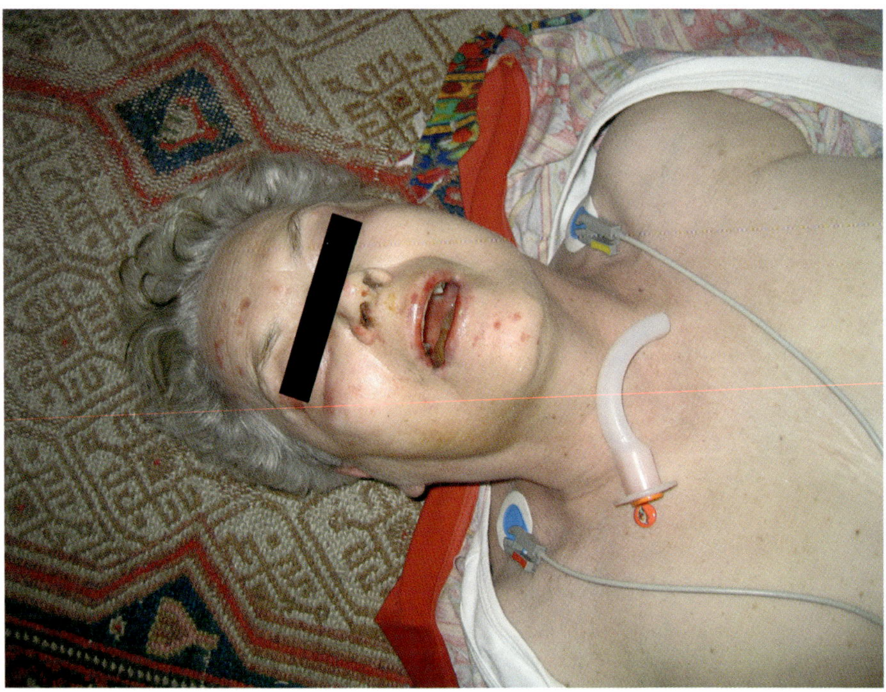

Abb. 2 ▶ Die am Boden liegende Patientin. Rettungskräfte des RTW haben bereits Maßnahmen eingeleitet

Differenzialdiagnostik

Bitte denken Sie einen Augenblick nach, stellen Differenzialdiagnosen und überlegen, wie weiter zu handeln ist. Lesen Sie nach, wie wir entschieden haben: Seite 156.

Sind weitere Informationen hilfreich?

Weitere Informationen

Auf dem Schreibtisch im Wohnzimmer finden sich verschüttete Flüssigkeit und ein Esslöffel auf einem Tablett. Des Weiteren sind dort zwei Dosen zu finden, von denen die geöffnete mit Rovigon® (Vitamindragees) beschriftet ist, und eine unbeschriftet mit Pulver teilgefüllt ist.

Bittermandelgeruch wird nicht wahrgenommen. Ein Ofen befindet sich nicht im Zimmer.

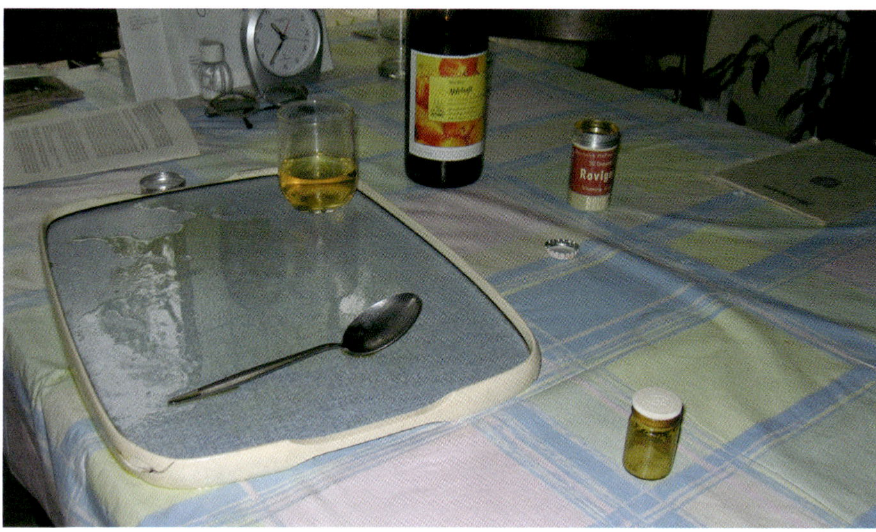

Abb. 3 ▶ Gegenstände auf dem Schreibtisch

Verdachtsdiagnose

Entscheiden Sie und lesen Sie dann nach: Seite 156.

▶ Therapie

Elementartherapie: Durch die Rettungsassistenten sind die ABC-Maßnahmen bereits eingeleitet worden. Der Kopf ist rekliniert, nach Absaugung ist ein Guedel-Tubus eingelegt. Zur Sicherung eines ausreichenden Atemminutenvolumens erfolgt Beatmung mit hohem inspiratorischen Sauerstoffanteil (Demand-Ventil) und wegen des Kreislaufstillstandes eine Herzdruckmassage.

Standardtherapie: Aufgrund der Gefährdungslage und Vorlaufzeit wird keine weitere Therapie durchgeführt.

Spezielle Therapie: Die Einsatzstelle wird vom Notarzt, den Rettungsassistenten, der Polizei und dem Ehemann verlassen. Das medizinische Equipment, das Kontakt mit der Patientin hatte, verbleibt im Raum. Die Feuerwehr wird zur Schadstoffmessung und Dekontamination angefordert.

Das am Einsatzort tätige Rettungsdienstpersonal von RTW und RTH, die dort tätige Polizei und der Ehemann werden sofort der Klinik zugeführt, um den Zyanidspiegel zu bestimmen sowie eine mögliche Antidottherapie durchzuführen. Die dort bestimmten Spiegel zeigten jedoch keine erhöhten Werte.

Die Feuerwehr hat die Einsatzstelle wegen des hoch giftigen Wirkstoffes, der sich in Pulverform und in gelöster Form im Wohnzimmer befand, unter Vollschutz dekontaminiert und Schadstoffmessungen vorgenommen. Die gerichtsmedizinische Untersuchung der Patientin bestätigte die Zyanidvergiftung.

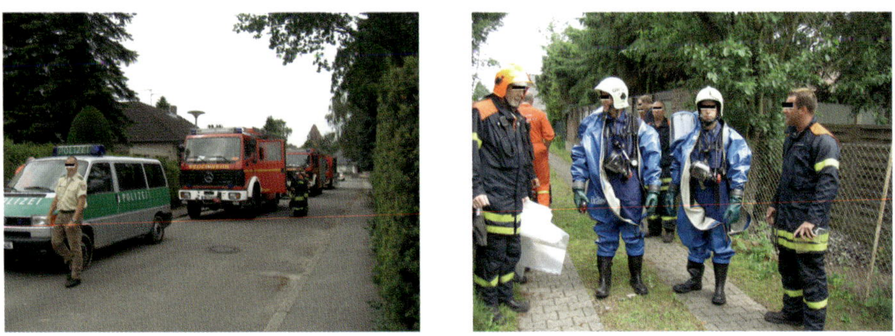

Abb. 4 – 5 ▶ Die Feuerwehr kommt zur Schadstoffmessung und Dekontamination

Fragen

Welche Antidote werden bei Zyanidvergiftungen eingesetzt?

Entscheiden Sie und lesen Sie dann nach: Seite 156.

Diskussion

Unweigerlich dringt man im Rettungsdienst unverhofft in unterschiedliche Gefahrenbereiche vor. Gefahren können unter anderem durch Elektrizität, Strahlung, Keime oder Gifte gegeben sein. Diese kann man oftmals nur erahnen, bei Kennzeichnung sind Warnschilder ernst zu nehmen und strenger Eigenschutz ist zu beachten. Die Zyanidintoxikation im häuslichen Bereich ist im Rettungsdienst sicher eine Seltenheit, aber gerade bei Stoffen mit hohem Gefahrenpotenzial ist äußerste Vorsicht geboten. Zyanidvergiftungen sind eher im industriellen Bereich anzutreffen mit entsprechend einzuhaltenden dort vorgehaltenen Vorgehensregeln.

Im vorliegenden Fall wurde kein typischer Bittermandelgeruch wahrgenommen, stattdessen ein scharfer, unangenehmer Geruch. Die Wahrnehmung von Bittermandelgeruch ist übrigens auch nicht jedem Menschen möglich. Die Vorlaufzeit bis zu Beginn der Reanimation beträgt bis zu über 30 Minuten, eine Gefahr für das Rettungsdienstpersonal ist nicht abzuschätzen gewesen, sodass sofort die Reanimation abgebrochen wurde. Zyanid wirkt sehr schnell und behindert unter Blockierung die intrazelluläre Atmung durch Hemmung des Enzyms Zytochromoxidase. Dadurch entsteht eine sofortige zelluläre Hypoxie. Eine erfolgreiche Reanimation wäre in Anbetracht der Vorlaufzeit bei dieser Vergiftung auch bei Gabe des Antidots 4-DMAP äußerst unwahrscheinlich und in Anbetracht der Vorerkrankung zudem ethisch abzuwägen.

Der Rettungsdienst traf anfänglich ohne Schutzmaßnahmen am Notfallort ein, die Feuerwehr betrat anschließend den Gefahrenbereich verständlicherweise nur noch unter Vollschutz.

14 Sturz vom Dach

Einsatzdaten

An einem heiteren Spätsommertag im September erfolgt über die Rettungsleitstelle um die Mittagszeit die Alarmierung des Rettungshubschraubers auf Nachforderung vom RTW zu einem Unfall auf einer Bausstelle. Die Zeit bis zum Eintreffen am Notfallort beträgt 6 Minuten.

Alarmierungsgrund

Sturz vom Dach.

Lage

Bei Dachstuhlarbeiten ist ein Zimmermann aus ca. 2,50 m Höhe abgestürzt und liegt nun auf dem Boden des 1. Obergeschosses eines im Bau befindlichen Neubaus. Nur über eine Leiter ist der 1. Stock zu erreichen. Die primär alarmierte RTW-Besatzung hat die Erstversorgung des Patienten bereits eingeleitet.

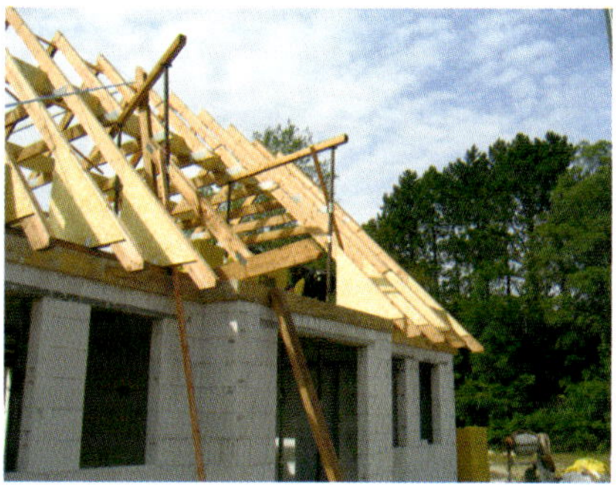

Abb. 1 ▶ Unfallort

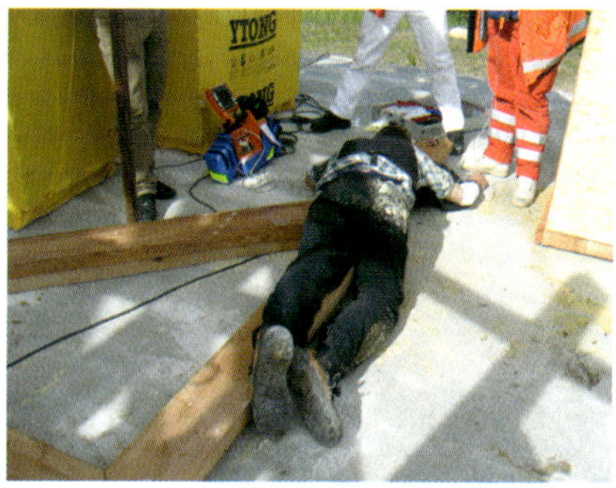

Abb. 2 ▶ Lage des Patienten

Anamnese

Der Patient und seine Kollegen beschreiben nochmals den Hergang des Sturzes. Der Verunfallte sei beim Bau des Dachstuhles von einem Balken abgerutscht und aus besagter Höhe abgestürzt. Dabei sei er mit dem Rücken auf ein auf dem Boden liegendes Dachstuhlelement aufgeschlagen. Im Übergang von der Brust- zur Lendenwirbelsäule bestünden seither starke Schmerzen. Der Versuch aufzustehen sei fehlgeschlagen, zur Linderung der Schmerzen habe er sich in Bauchlage auf das Dachstuhlelement gelegt. Bis auf die Schmerzen in der Wirbelsäule und leichtes Kribbeln in der rechten Wade werden keine weiteren Beschwerden geäußert.

Befund

Der Patient ist männlich, 38 Jahre alt und voll orientiert. Die Vitalfunktionen sind unauffällig, folgende Messwerte werden erhoben: RR 140/80 mmHg, S_PO_2 97%, Hf 73, Af 10.

Die körperliche Untersuchung des auf dem Bauch liegenden Patienten zeigt eine kleine Prellmarke im Bereich der oberen Lendenwirbelsäule, hier besteht starker Druckschmerz, auch ein Stauchungsschmerz ist auszulösen. Die Extremitäten scheinen unverletzt, Thorax und Becken sind ebenfalls ohne pathologischen Befund. Die Überprüfung von Durchblutung, Sensibilität und Motorik ist bis auf das zuvor beschriebene Kribbeln im Bereich der Wade unauffällig.

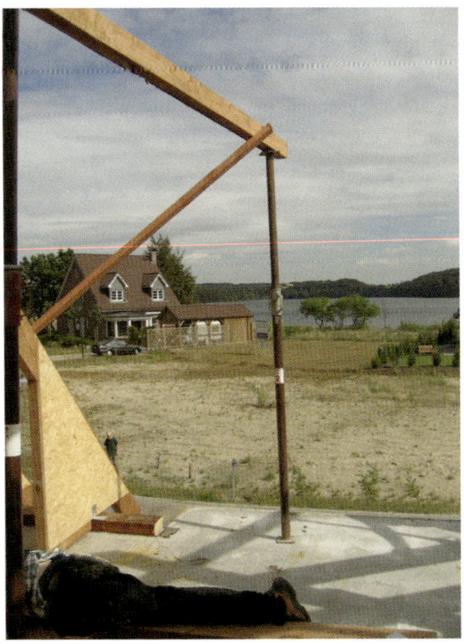

Abb. 3 ▶ Sturzhöhe: ca. 2,50 m

Differenzialdiagnostik

Bitte denken Sie einen Augenblick nach: Welche Diagnosen sind wahrscheinlich? Lesen Sie, wie wir entschieden haben: Seite 157.

Brauchen Sie weitere Informationen?

Weitere Informationen

Der Patient hat keine Vorerkrankungen und ist bisher völlig gesund. Luftnot bestehe nicht.

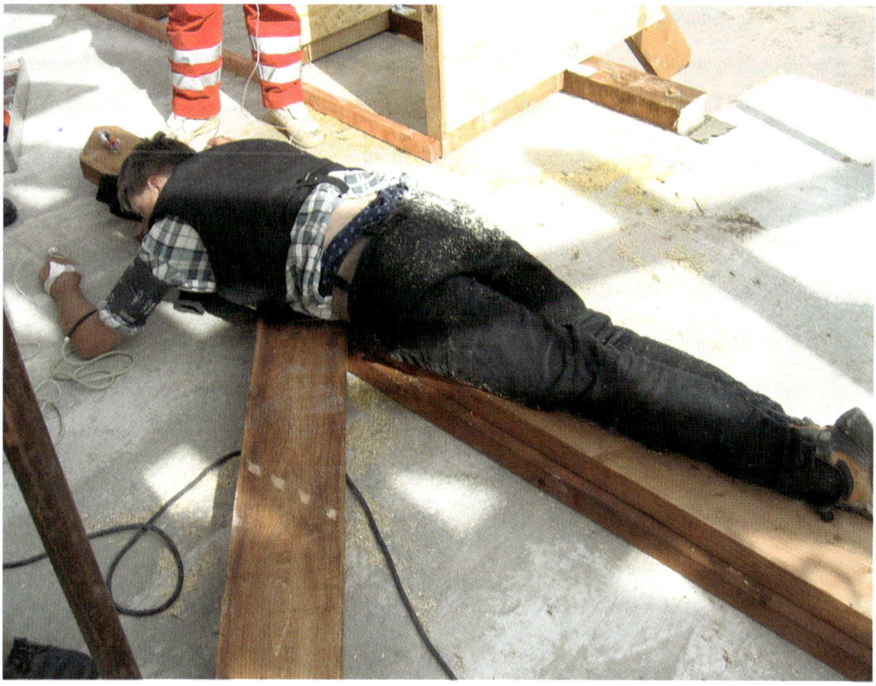

Abb. 4 ▶ Der Patient hat sich bäuchling auf ein Dachstuhlelement gelegt

Verdachtsdiagnose

Überlegen Sie und lesen Sie dann nach: Seite 157.

Therapie

Elementartherapie: Die Vitalfunktionen sind nicht eingeschränkt, Maßnahmen zur Schaffung freier Atemwege, ausreichender Atmung und eines stabilen Kreislaufes sind somit nicht notwendig.

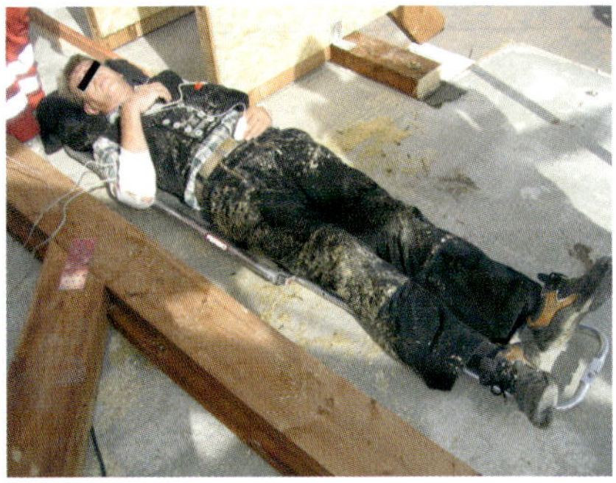

Abb. 5 ▶ Patient auf der Schaufeltrage

Standardtherapie: Die Anlage eines periphervenösen Zuganges (grün, G 18) ist bereits durch die ersteintreffenden Rettungsassistenten erfolgt und der Patient wird zunächst in der Bauchlage belassen und psychisch betreut.

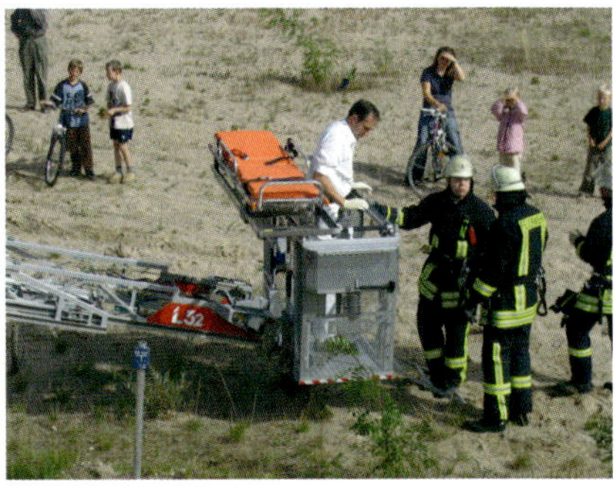

Abb. 6 ▶ Vorbereitung der Drehleiter

Spezielle Therapie: Ebenfalls wurde zur schonenden Rettung des Patienten die Drehleiter der ortsansässigen Feuerwehr alarmiert. Für die Rettung aus dem Obergeschoss bietet sich diese Methode als die optimale Möglichkeit der Rettung an. Das Vorgehen der weiteren Rettungsmaßnahmen wird gemeinsam besprochen und dem Patienten ebenfalls erklärt.

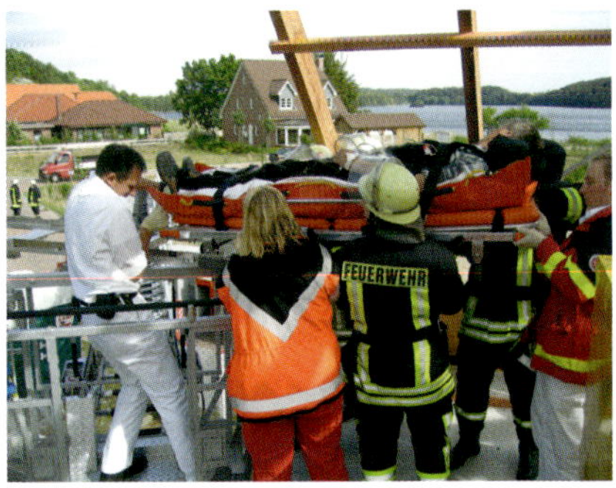

Abb. 7 ▶ Der Patient ist auf die Drehleiter verbracht worden

Nach Beendigung der körperlichen Untersuchung und Dokumentation der Personalien erhält der Patient zur Analgesie fraktioniert 0,2 mg Fentanyl und kann zunächst schonend von dem Dachstuhlelement auf die Schaufeltrage in Rückenlage gedreht werden. Sodann wird die Trage des RTW mit der zwischenzeitig eingetroffenen Drehleiter nach Absprache mit dem Einsatzleiter der Feuerwehr zum Obergeschoss gefahren. Nun kann die Umlagerung von der Schaufeltrage auf die inzwischen auf der Trage platzierte Vakuummatratze erfolgen. Nach Absaugung der Vakuummatratze wird die Trage erneut auf dem Drehleiterkorb fixiert und der Patient kann schonend und gut immobilisiert vom Obergeschoss gerettet werden.

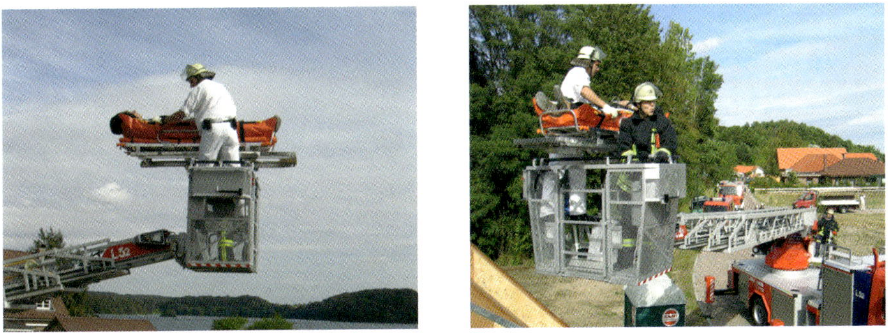

Abb. 8 – 9 ▶ Drehleiterrettung, ein Rettungsassistent begleitet den Patienten

Nach Verbringen in den RTW zeigen sich keine Veränderungen des neurologischen Untersuchungsbefundes und der Patient wird in der 15 Fahrminuten entfernten Klinik mit einer Abteilung für Unfallchirurgie mit der Verdachtsdiagnose »LWK-Fraktur« vorangemeldet. Der Transport gestaltet sich komplikationslos und der Patient wird weitgehend beschwerdefrei übergeben.

▶ Fragen

Ist der Einsatz der Drehleiter notwendig?

Entscheiden Sie sich – die Antwort steht auf Seite 157.

Ist das Kribbeln in der Wade ein neurologisch ernst zu nehmendes Symptom?

Entscheiden Sie und lesen Sie dann nach: Seite 157.

Diskussion

Schmerzen in der Wirbelsäule nach Sturz sind ein häufig festzustellendes Symptom; sie müssen grundsätzlich ernst genommen werden. Im vorliegenden Fall handelt es sich um ein direktes Trauma der Wirbelsäule – der Sturz mit dem Rücken auf eine Holzkante als Widerlager spricht für sich und macht gerade bei den angegebenen Beschwerden eine knöcherne Verletzung wahrscheinlich. Weitere Verletzungen waren am Einsatzort und auch in der Klinik nicht feststellbar.

Die in der Klinik durchgeführten radiologischen Untersuchungen zeigen eine instabile Fraktur des 12. Brustwirbelkörpers mit Einengung des Spinalkanals. Somit war die Indikation zur operativen Versorgung gegeben und eine stabilisierende Osteosynthese musste durchgeführt werden. Das Betrachten des radiologischen Bildmaterials zeigt deutlich die Schwere der Verletzung, die schonende Rettung mit der Drehleiter aus dem 1. Obergeschoss war auch im Nachhinein sicher indiziert. Die Rettungsassistenten vor Ort haben diese Maßnahmen vorbildlich eingeleitet.

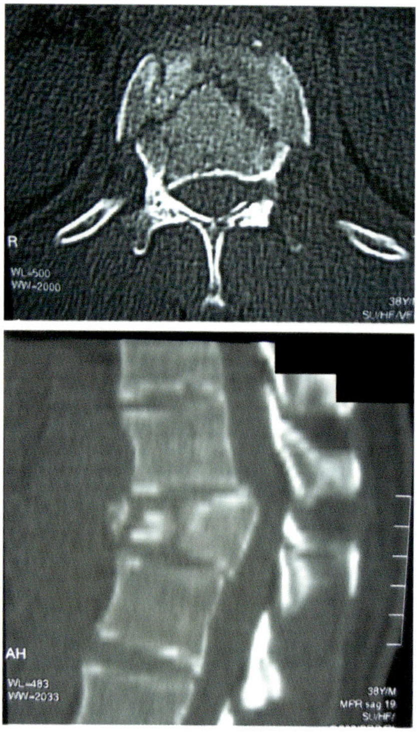

Abb. 10 – 11 ▶ Der Wirbelkanal ist deutlich eingeengt

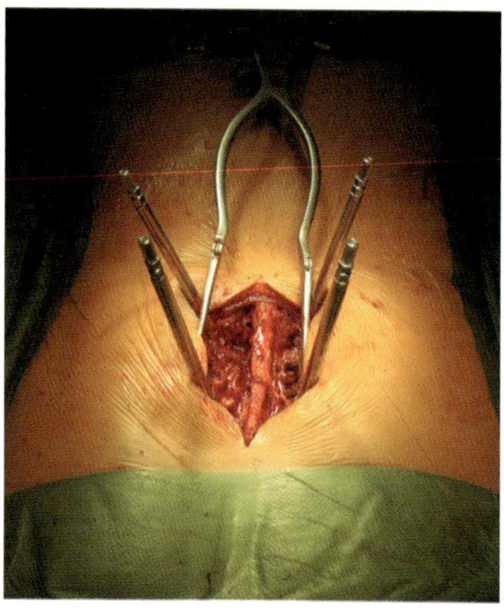

Abb. 12 ▶ Operative Versorgung (Fixateur interne)

15. Arbeitsunfall

Einsatzdaten

Am frühen Morgen eines Novembertages erfolgt die Alarmierung von Rettungshubschrauber und Rettungswagen zu einem Arbeitsunfall. Der RTW trifft kurz vor dem RTH am Einsatzort ein. Die Zeit bis zum Eintreffen nach Alarmierung beträgt 10 Minuten.

Alarmierungsgrund

Arbeitsunfall.

Lage

In einem Betrieb sei eine Maschine zum Ausschäumen von Hohlelementen explodiert, der Schaum hat den Patienten getroffen, der nun teilweise eingeschäumt auf dem Boden neben der defekten ausgeschalteten Maschine liegt.

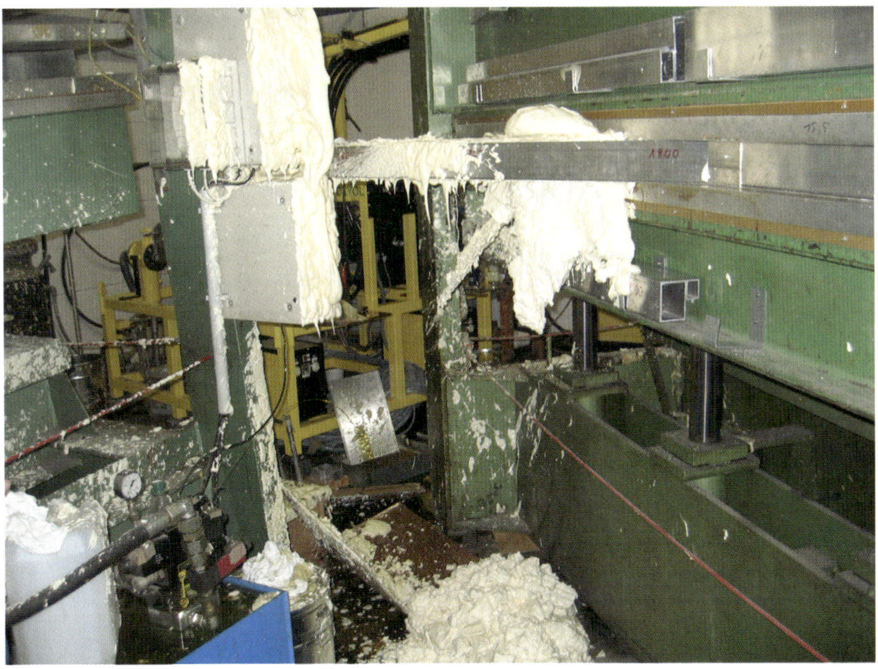

Abb. 1 ▶ Defekte Maschine

Anamnese

Der Patient berichtet – wie auch die anwesenden Arbeitskollegen – dass eine Ausschäummaschine mit einem lauten Knall explodiert sei und er vom warmen Polyurethanschaum getroffen worden sei. Er verspüre bei jeder Art von Bewegung Schmerz im Bereich der fixierten Masse und mag sich daher nicht selbst bewegen. In Ruhe seien dagegen keine Schmerzen vorhanden, auch Luftnot bestehe nicht.

Befund

Der Patient liegt auf dem Bauch, ist voll orientiert und kreislaufstabil. Folgende Messwerte werden erhoben: RR 150/90 mmHg, S_pO_2 unter Raumluft 99%, Hf 100, Af 10. Im Bereich der Nase und rechten Hand findet sich etwas Blut, Schmerz wird dort nicht angegeben. Weitere Verletzungen sind bei der kranio-kaudalen Untersuchung nicht festzustellen. Schmerz besteht insbesondere im Bereich des eingegossenen Ohres bei Bewegungsversuchen. Eine größere aufgequollene Schaummenge findet sich im Nacken des Patienten, sie ist unter den Kragen geflossen und fixiert den Kopf in Beugestellung.

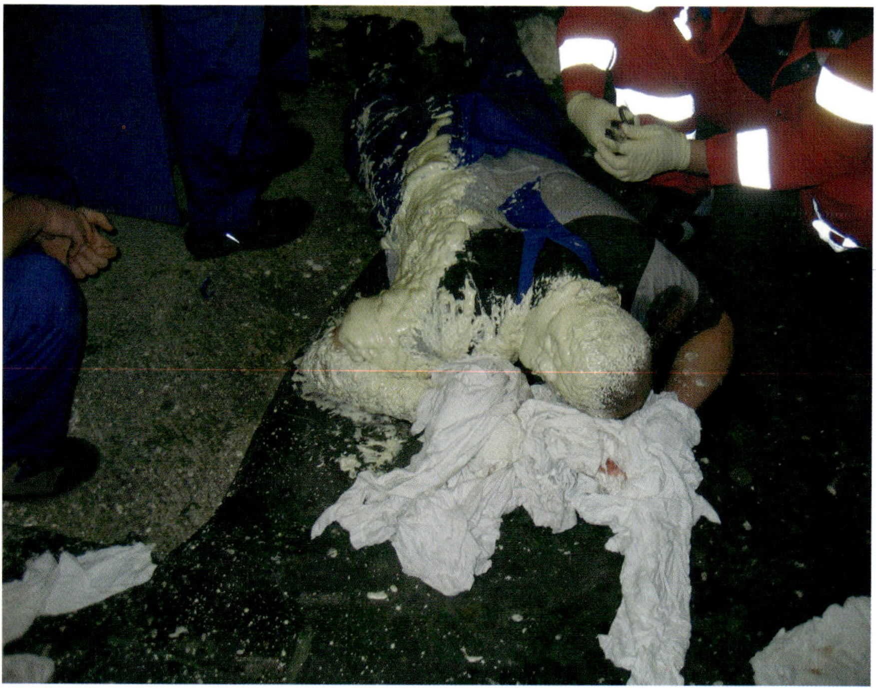

Abb. 2 ▶ Der Patient: voll orientiert und kreislaufstabil

Differenzialdiagnostik

Denken Sie ein Augenblick nach: Zu welcher Diagnose kommen Sie? Gibt es Differenzialdiagnosen?

Lesen Sie nach, wie wir entschieden haben: Seite 158.

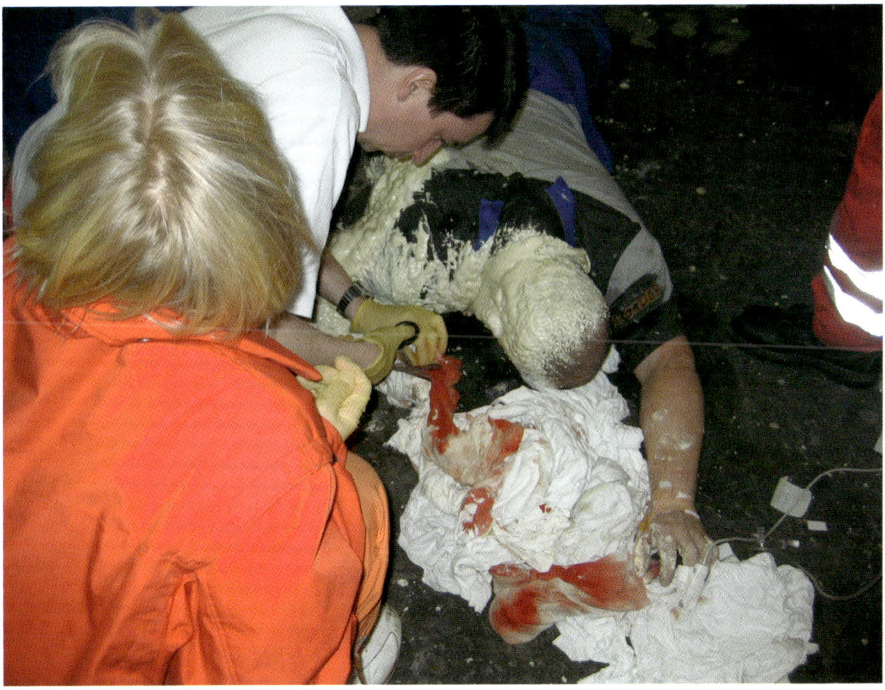

Abb. 3 ▶ Eine oberflächliche Wunde blutet leicht, der Schaum wird entfernt

Sind weitere Informationen notwendig?

▶ Weitere Informationen

Von der Maschine geht keine weitere Gefahr aus. Sie ist sicher abgeschaltet und außer Betrieb.

Der Schaum weist beim Verarbeiten eine Temperatur von ca. 40 °C auf und härtet prompt aus. Bei Hautkontakt ist der Schaum vorsichtig und früh zu entfernen, Verätzungen sind möglich.

Das EG-Datenblatt ist in der Firma verfügbar und wird übergeben.

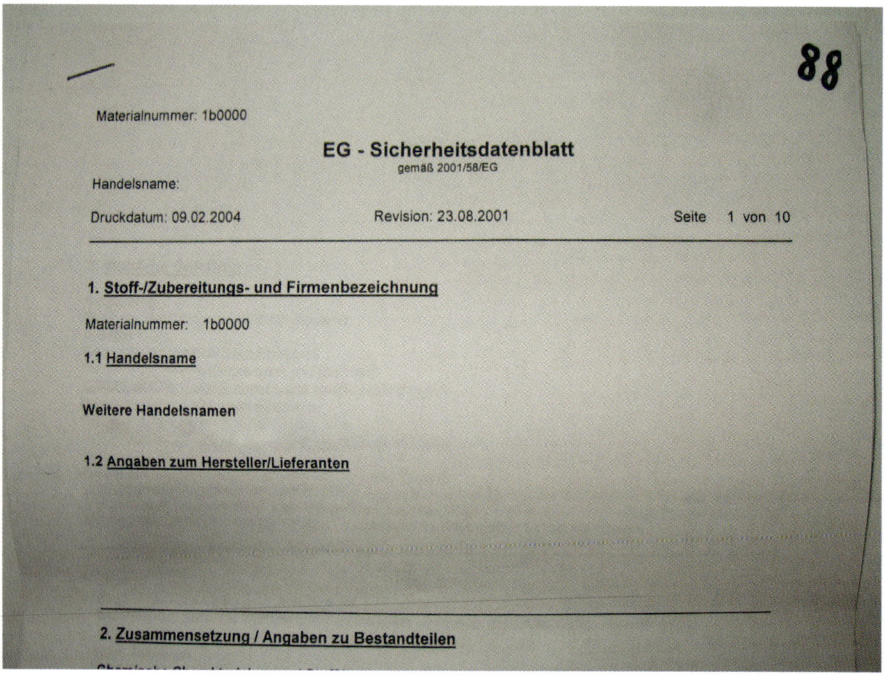

88

Materialnummer: 1b0000

EG - Sicherheitsdatenblatt
gemäß 2001/58/EG

Handelsname:

Druckdatum: 09.02.2004 Revision: 23.08.2001 Seite 1 von 10

1. Stoff-/Zubereitungs- und Firmenbezeichnung

Materialnummer: 1b0000

1.1 Handelsname

Weitere Handelsnamen

1.2 Angaben zum Hersteller/Lieferanten

2. Zusammensetzung / Angaben zu Bestandteilen

Abb. 4 ▶ Datenblatt (Firmendaten hier entfernt)

▶ Verdachtsdiagnose

Entscheiden Sie und schlagen Sie dann nach: Seite 158.

Therapie

Elementartherapie: Die Vitalfunktionen sind akut nicht gefährdet und Maßnahmen nach dem ABC-Schema daher nicht notwendig.

Standardtherapie: Der Patient erhält in Bauchlage einen periphervenösen Zugang (G 16, grau) am linken Unterarm, eine Ringerlösung wird zum Offenhalten angeschlossen. Sodann werden die Personalien des Patienten und die Telefonnummer von Angehörigen aufgenommen und auf dem Notarzteinsatzprotokoll dokumentiert. Die Wunde an der rechten Hand wird steril abgedeckt.

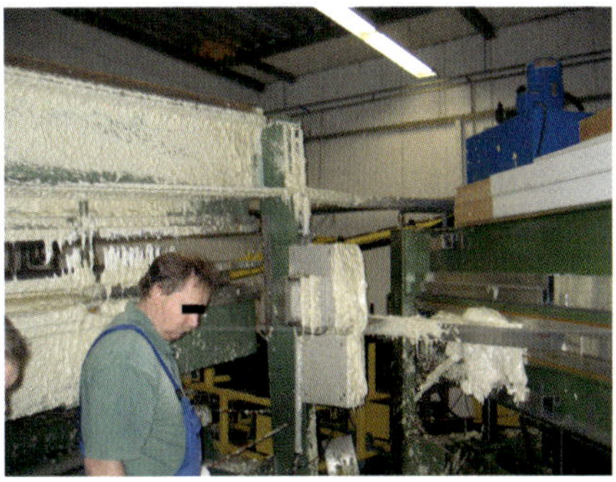

Abb. 5 ▶ Der Unfallzeuge ist psychisch betroffen und benötigt Beistand

Spezielle Therapie: Wegen der bestehenden Schmerzen bei Bewegungen erhält der Patient nun intravenös 3 mg Midazolam (Dormicum®) und 50 mg (Es-)Ketamin sowie Sauerstoff über eine Maske. Die Sauerstoffsättigung wird pulsoxymetrisch überwacht. Anschließend ist ein vorsichtiges »Befreien« des Patienten vom Schaum im Nacken- und Schulterbereich möglich. Die ausgeprägte Körperbehaarung ist im Schaum gut fixiert, zum Teil befindet sich der Schaum jedoch auch auf der Kleidung ohne direkten Hautkontakt. Insbesondere im Nackenbereich ist das vorsichtige Ablösen des erstarrten Schaumes zeitaufwändig und schwierig. Nach 15 Minuten kann der Patient auf den Rücken gedreht werden, fraktioniert wurden weitere 50 mg Esketamin gegeben. Nur im Ohrbereich gelingt es nicht, die Masse von der Haut abzutragen.

Bereits während der Versorgung wird der Patient telefonisch in der Zielklinik angemeldet und der Unfallmechanismus und die schädigende Substanz angegeben.

30 Minuten nach Eintreffen kann der Transport in die Zielklinik beginnen. Zu diesem Zeitpunkt ist der Patient bereits wieder erwacht und beschwerdefrei. Der Transport gestaltet sich komplikationslos. Folgende Messwerte werden bei Übergabe dokumentiert: RR 154/94 mmHg, Hf 77, Af 10, S_PO_2 100%.

Fragen

Wie wird Esketamin zur Analgosedierung dosiert?

Entscheiden Sie und lesen Sie dann nach: Seite 158.

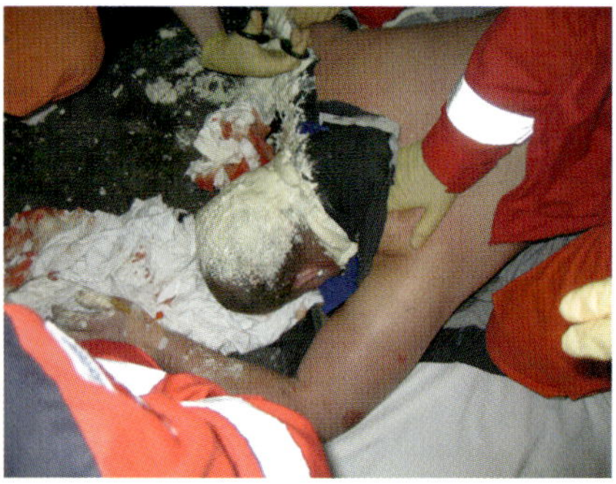

Abb. 6 ▶ Lösen des Schaumes am Nacken

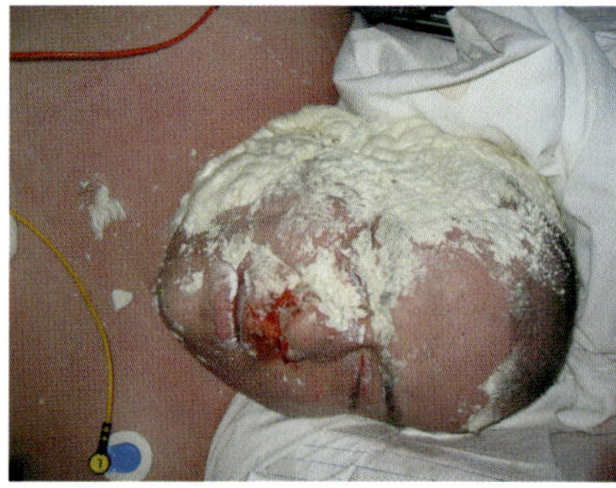

Abb. 7 ▶ Ohr und Gesicht müssen in der Klinik versorgt werden

Diskussion

Unfälle mit chemischen Substanzen können zu den verschiedensten Beeinträchtigungen führen. Dabei sind immer die durch die Substanz bedingten Schädigungen und durch den Unfallmechanismus hervorgerufene Verletzungen zu berücksichtigen.

Bezüglich der Substanz ist es unbedingt notwendig, substanzspezifische Datenblätter einzusehen bzw. diese Datenblätter heranzuschaffen. Nur so ist eine gezielte Therapie und auch Einschätzung der Gefahr möglich. Im beschriebenen Fall ist die Substanz bei Hautkontakt nur gering toxisch und es gibt keine spezifischen Schädigungen. Auch hat die niedrige Verarbeitungstemperatur bei schnellem Auskühlen nicht zu thermischen Schädigungen geführt.

Als Unfallmechanismus wird allerdings die Explosion einer Maschine angegeben. Dabei ist zu bedenken, dass Maschinenteile den Patienten treffen konnten, auch das Fehlen lokalisierter Schmerzen schließt Begleitverletzungen nicht aus. Im vorliegenden Fall wurde erst in der Klinik eine operationspflichtige Schultereckgelenksverletzung rechtsseitig diagnostiziert.

Klinische Weiterbehandlung

In Narkose erfolgt die Entfernung des restlichen ausgehärteten Schaumes aus dem Ohr und im Gesichtsbereich. In gleicher Sitzung wird die Verletzung der Schulter operativ versorgt. Nach kurzem klinischen Aufenthalt kann der Patient aus der stationären Behandlung entlassen werden.

16 Internistischer Notfall

Einsatzdaten

Am Nachmittag eines Sommertages erfolgt die Alarmierung von Rettungshubschrauber und Rettungswagen zu einem internistischen Notfall. Die Zeit bis zum Eintreffen am Einsatzort beträgt 8 Minuten.

Alarmierungsgrund

Internistischer Notfall.

Lage

Der RTH trifft als erstes Rettungsmittel ein, kann jedoch nicht in unmittelbarer Nähe zum Notfallort landen. Die medizinische Besatzung des Hubschraubers wird daher von der Polizei vom Landeplatz zum Notfallort gefahren. Der Patient ist wach und liegt mit Unterhose, T-Shirt und Strümpfen bekleidet auf einer auf dem Rasen liegenden Decke. Freunde kümmern sich um den Patienten.

Anamnese

Der Rettungsdienst sei alarmiert worden, weil der Patient größere Mengen Blutes erbrochen habe und Schwindel empfinde. Schmerzen seien nicht aufgetreten. Vor 30 Jahren habe der Patient einmal ein Magengeschwür gehabt, weiterhin bestünden ein so genanntes Non-Hodgkin-Lymphom und Durchblutungsstörungen des Beines. Vor einem Jahr sei eine Bypass-Operation am Bein durchgeführt worden.

Die Einnahme von Medikamenten wird verneint, Alkohol werde nur gelegentlich konsumiert.

Anamnese

Der Patient ist wach, spricht jedoch nur schwedisch und eingeschränkt englisch. Dennoch lässt sich der Unfallmechanismus eindeutig klären, der Patient kann jedes Detail beschreiben. Während eines Überholmanövers habe er bei hoher Geschwindigkeit als Motorradfahrer mit seinem linken Bein Kontakt zum Anhänger eines entgegenkommenden Fahrzeugs gehabt, musste dann sofort bremsen und habe sich am Seitenstreifen mit Unterstützung von Ersthelfern von dem Motorrad auf den Seitenstreifen fallen lassen. Er könne das linke Bein schmerzbedingt nicht bewegen, weitere Beschwerden bestünden nicht.

Befund

Der Patient ist 31 Jahre alt, trägt feste, teils aufgeschnittene Schutzkleidung und weist vom ersten Aspekt her schwere, sofort ins Auge fallende Verletzungen des linken Beines auf. Der komplette Untersuchungsgang von Kopf bis Fuß zeigt bis auf das geschädigte Bein keine weiteren Verletzungen, auch das Becken ist stabil. Der Lokalbefund des linken Beines zeigt eine durchspießende Oberschenkelfraktur, eine zusätzlich durchspießende Unterschenkelfraktur und ein komplexes Trauma des Fußes. Fußpulse sind nicht zu tasten, der Fuß hat ein livides Hautkolorit. Die Messwerte sind unauffällig (RR 120/70 mmHg, S_PO_2 99%, Hf 80, Af 12).

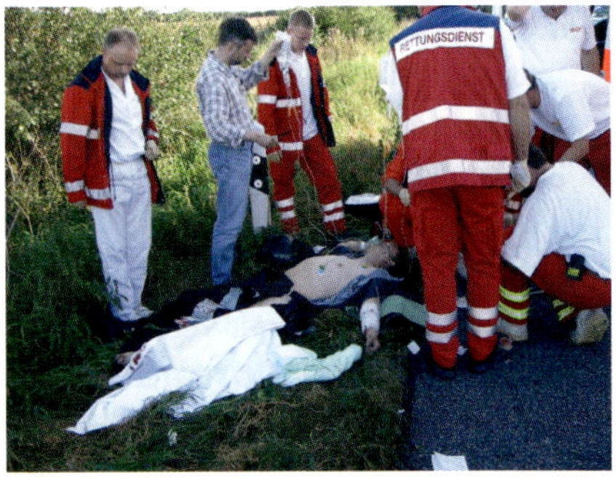

Abb. 2 ▶ Der 31-jährige Patient

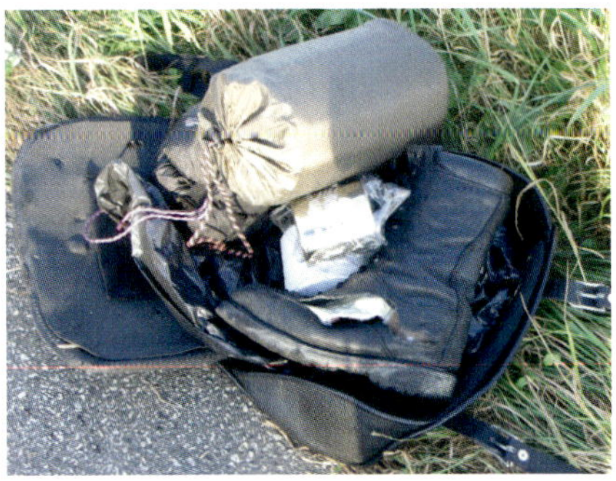

Abb. 3 ▶ Der Schuh ist aufgerissen

Differenzialdiagnostik

Bitte überlegen Sie einen Moment und entscheiden Sie sich für mögliche Verletzungen. Sehen Sie nach, wie wir entschieden haben: Seite 160.

Benötigen Sie weitere Informationen?

Weitere Informationen

Der Patient ist nach dem Unfall mit der Hilfe eines Ersthelfers selbstständig vom Motorrad abgestiegen und hat sich neben die Straße ins Gras gelegt. Dabei wurde das Motorrad gehalten. Vorerkrankungen bestehen nicht.

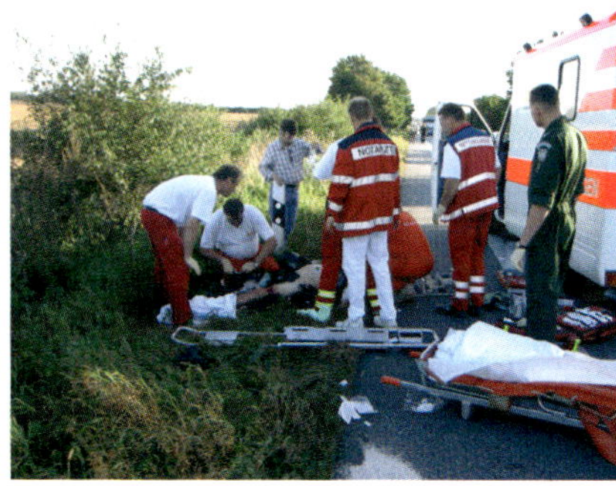

Abb. 4 ▶ Versorgung am Straßenrand

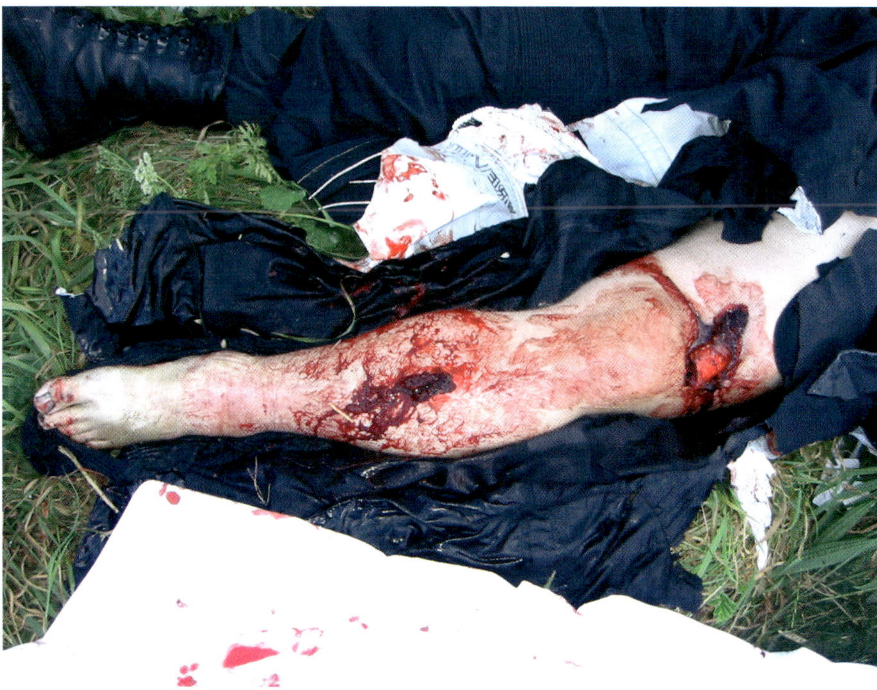

Abb. 5 ▶ Sichtbare schwere Beinverletzungen

Verdachtsdiagnose

Entscheiden Sie und lesen Sie dann nach: Seite 160.

Therapie

Elementartherapie: Die Vitalfunktionen sind stabil und erfordern keine Maßnahmen nach dem ABC-Schema.

Standardtherapie: Der Patient ist bereits durch den ersten Notarzt mit zwei venösen Zugängen (jeweils grün, G 18) an beiden Armen versorgt worden. Sauerstoff wird über eine Inhalationsmaske mit hohem Flow gegeben. Zunächst werden die Personalien des Patienten aufgenommen und dokumentiert.

Spezielle Therapie: Zur Analgesie hat der Patient bereits fraktioniert 0,3 mg Fentanyl bekommen. Der aus dem Mandrin bestimmte Blutzucker beträgt 120 mg/dl. In Anbetracht der schweren Verletzungen wurde der RTH frühzeitig zum Transport des Patienten in eine Schwerpunktklinik mit einer unfallchirurgischen und gefäßchirurgischen Abteilung angefordert. Durch den Hubschrauberarzt fällt zur suffizienten Analgesie bei dem schweren Trauma der Entschluss zur Narkoseeinleitung, Intubation und Beatmung. Auf eine Immobilisation der Halswirbelsäule wird wegen fehlender Beschwerden und des anamnestischen Fehlens einer Gewalteinwirkung auf die HWS verzichtet.

Während der Narkosevorbereitung erfolgt die Anlage von zwei weiteren großlumigen periphervenösen Zugängen (orange, G 14) an beiden Armen. Der Patient erhält zusätzlich an den weiteren venösen Zugängen jeweils 500 ml HAES 10% parallel zur bereits laufenden Ringerlösung. Sodann erfolgt die Narkoseeinleitung mit 15 mg Midazolam, 0,5 mg Fentanyl und 20 mg Hypnomidate®. Die orotracheale Intubation (Markierung 22, ID 8,0 mm) gelingt ohne Probleme, eine orale Magensonde wird zusätzlich laryngoskopisch eingelegt, der Tubus sicher fixiert und nach Lagekontrolle des Tubus die maschinelle Beatmung angeschlossen (AMV 7,3 l, Af 10/min, PEEP 3 cm H_2O, FiO_2 1,0). Die Kapnometrie zeigt einen Wert von 38 mmHg.

Nun erfolgt der Versuch einer Reposition der Frakturen, die lediglich grob achsgerecht möglich ist. Zusätzlich wird nun eine Muskelrelaxation mit 10 mg Norcuron® vorgenommen, auch diese ermöglicht nicht die endgültige Reposition. Somit werden die Wunden keimarm abgedeckt und mittels Schaufeltrage erfolgt die Umlagerung des Patienten auf die Trage des RTH mit der bereits vorbereiteten Vakuummatratze. Anschließend wird der kurze Transport zum RTH vorgenommen, nach einer Verweildauer von 32 Minuten startet dieser zu der vorinformierten Zielklinik.

Der Transport gestaltet sich komplikationslos, die Flugzeit beträgt 17 Minuten. Der Patient erhält während des Transportes weitere 5 mg Midazolam und 0,2 mg Fentanyl. Zwei weitere Infusionen Ringerlösung werden langsam laufend angeschlossen. Der Patient ist durchgehend kreislaufstabil und wird mit unauffälligen Messwerten (RR 124/90 mmHg, Hf 67, Af 10, S_PO_2 100, $_{et}CO_2$ 38 mmHg) übergeben.

▶ Frage

Dürfen offene Frakturen reponiert werden?

Überlegen Sie und schlagen Sie die Anwort nach: Seite 160.

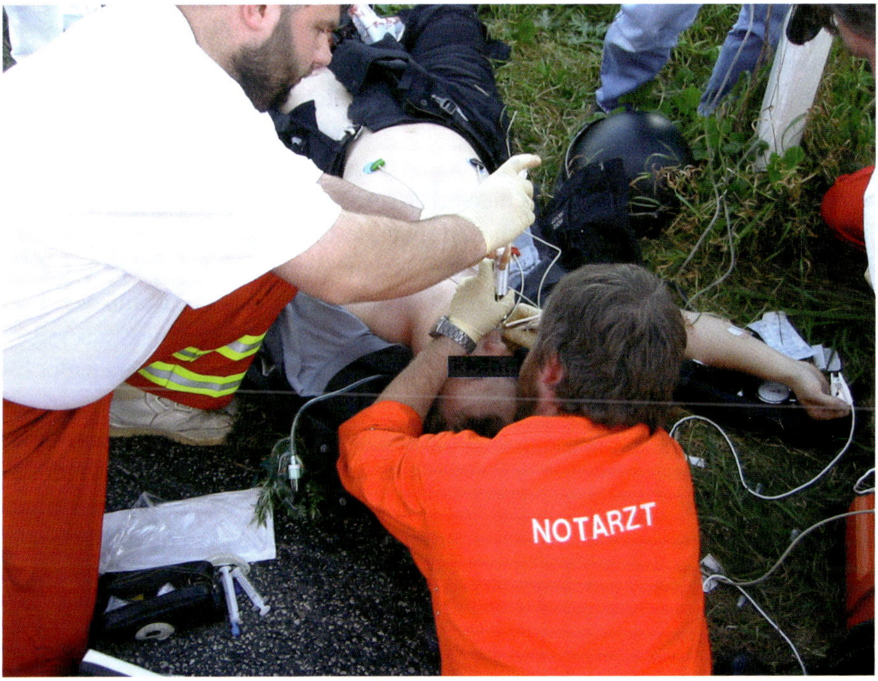

Abb. 6 ▶ Intubation in Narkose

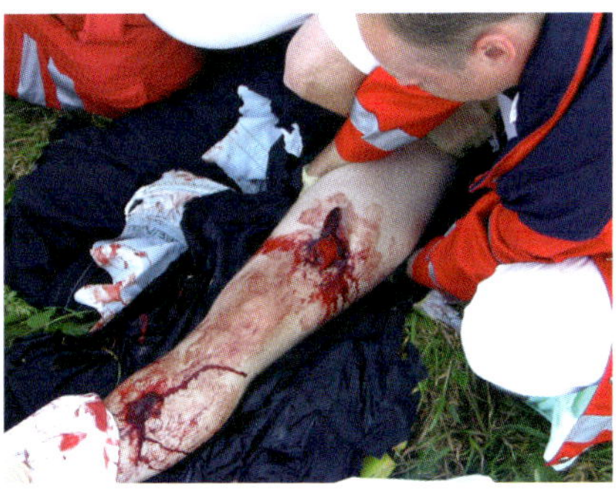

Abb 7 ▶ Repositionsversuch

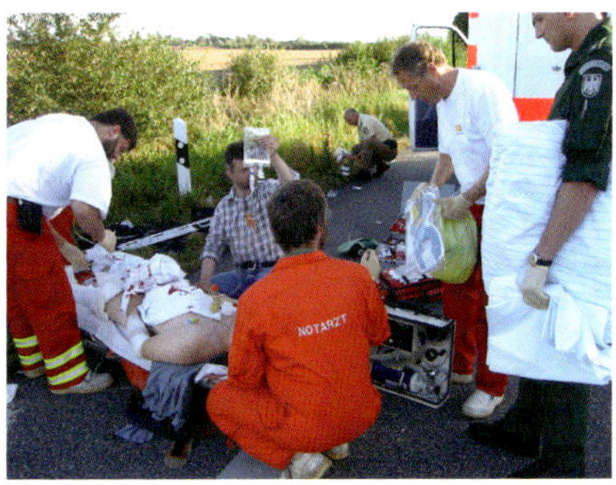

Abb. 8 ▶ Bereit zum Transport

Anamnese

Während private Arbeiten am Drainagesystem des Hauses durchgeführt wurden, sei es aufgrund des feuchten, lehmigen Bodens zu einem Abrutschen gekommen. Der im Graben vorzufindende Patient klagt lediglich über »einschlafende Beine«. Auf gezielte Nachfrage werden Schmerzen verneint, weder im Rücken noch anderswo, auch bestehe keine Luftnot. Er bittet um zügige Befreiung aus der misslichen Lage und gibt an, ansonsten gesund zu sein.

Befund

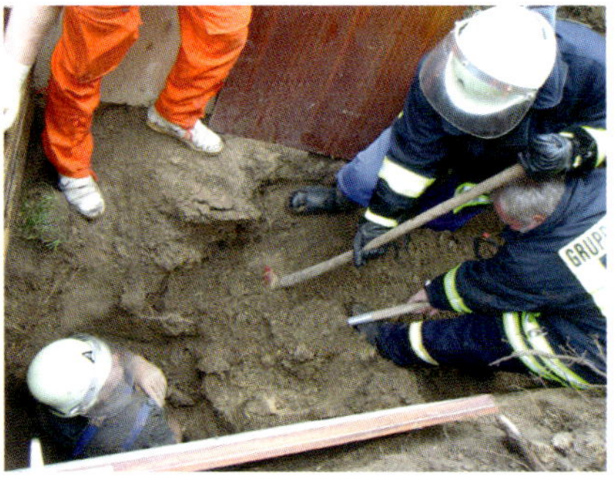

Abb. 2 ▶ Vorsichtiges Schaufeln

Der 60-jährige männliche Patient ist wach (GCS 15) und nur teilweise, allerdings bis zum unteren Thoraxniveau, stehend in dem lehmigen Boden verschüttet und vom Rand des Grabens ca. 1,5 m unter Bodenniveau zu sehen.

Da bisher keine anderen Rettungskräfte am Einsatzort sind, erfolgt primär vor der körperlichen Untersuchung eine direkte Absicherung des Unfallortes mit Hilfe von Paletten, ausgebauten alten Türen und Brettern zur Verhinderung eines Nachrutschens weiterer Erde. Der Patient bittet verständlicherweise um vorsichtiges Arbeiten. Nach Eintreffen der Feuerwehr wird die Absicherung weitergeführt und der Patient kann nun gefahrlos untersucht werden. Die Messwerte sind unauffällig (RR 140/80 mmHg, Hf 90, S_PO_2 98%) und pathologische Befunde werden nicht erhoben.

Differenzialdiagnostik

Welche Verletzungen sind denkbar? Lesen Sie nach, wie wir entschieden haben: Seite 161.

Verdachtsdiagnose

Entscheiden Sie und lesen Sie dann nach: Seite 161.

Therapie

Elementartherapie: Die Vitalfunktionen sind stabil, Maßnahmen nach dem ABC-Schema sind nicht erforderlich.

Standardtherapie: Wegen der bestehenden starken Verschmutzung durch Erde wird bei guten sichtbaren Venen zunächst auf die Anlage eines periphervenösen Zuganges verzichtet. In Abwägung erfolgt lediglich intermittierendes Monitoring des wachen Patienten.

Spezielle Therapie: Das Ausgraben wird mit Spaten und auch teilweise unter Zuhilfenahme des Baggers vorsichtig vorgenommen. Der Patient wird währenddessen unterstützend mit einem Löschschlauch gehalten und lehnt nach einer halben Stunde ab, weiterhin einen Feuerwehrhelm zu tragen. Eine Sedierung wünscht der Patient keinesfalls. Während der Rettungsarbeiten sind Kreislauf und Atmung stabil und der Patient kann nach 55 Minuten Schaufeln aus dem Graben gehoben werden. Dies geschieht nach nochmaliger Untersuchung ohne Schmerzangabe im Bereich der Wirbelsäule und neurologisch unauffälligem Befund mithilfe eines Bergetuches in weitgehend waagerechter Position.

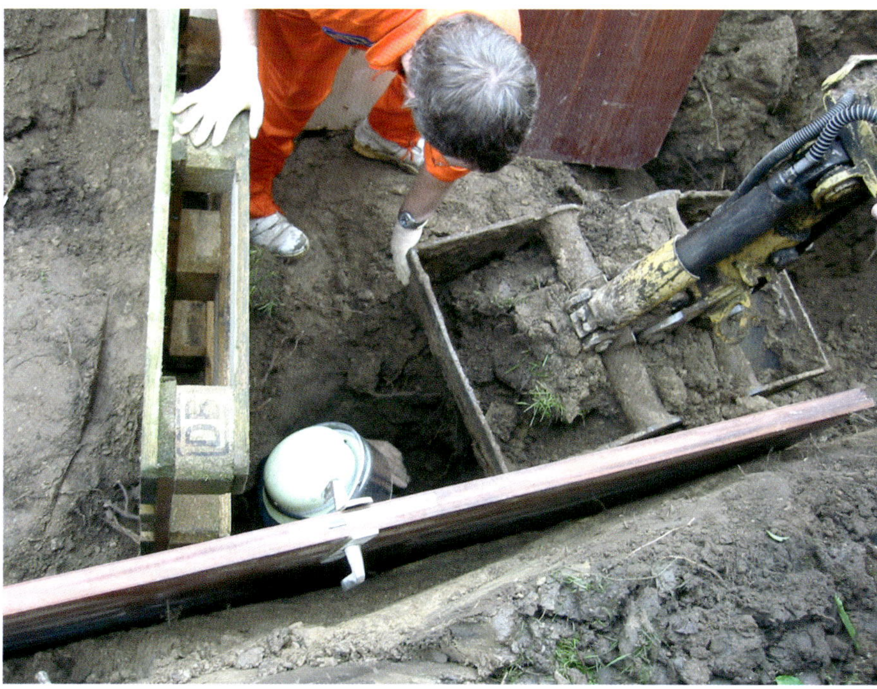

Abb. 3 ▶ Die Baggerschaufel ist zu groß

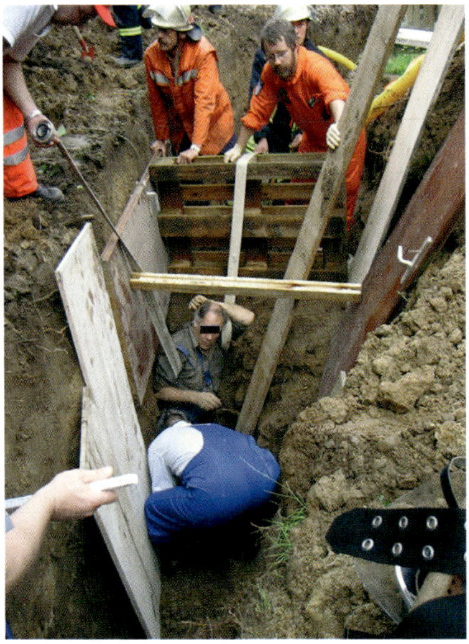

Abb. 4 ▶ Ein Löschschlauch dient zur Sicherung

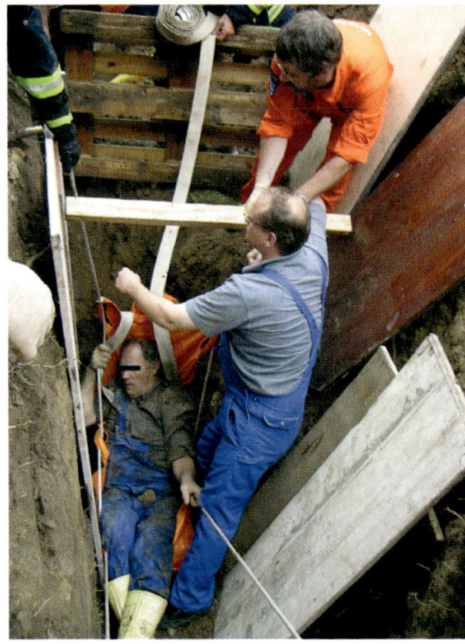

Abb. 5 ▶ Rettung mit Bergetuch

Anschließend wird der Patient auf eine Vakuummatratze gelegt, im Rettungswagen entkleidet und vollständig kranio-kaudal untersucht – lediglich im Bereich des Beckens gibt der Patient nun einen geringen Kompressionsschmerz an. Das Angebot einer Analgesie wird abgelehnt mit den Worten: »Wenn Sie da nicht drücken, tut´s auch nicht weh«. Die Anlage eines periphervenösen Zuganges (G 14, orange,) erfolgt in der rechten Ellenbeuge und 500 ml Jonosteril® werden infundiert. Das vollständige Monitoring wird angeschlossen.

Nach Voranmeldung in der unfallchirurgischen Abteilung der benachbarten Klinik beginnt der komplikationslose Transport des Patienten im RTW. Sämtliche Werte sind im Normbereich (RR 140/80 mmHg, Hf 71, S_PO_2 99, Af 10) und der Patient wird 80 Minuten nach Alarmierung im Schockraum unter Hinterlassen eines leserlichen Einsatzprotokolls der Klinik übergeben. Die dokumentierten Einweisungsdiagnosen lauten: Ausschluss innerer Verletzungen, Ausschluss Beckenfraktur.

▶ Frage

Welches sind die Erstmaßnahmen bei Verschüttung?

Entscheiden Sie und lesen Sie dann nach: Seite 161.

Diskussion

Wie bei jedem Rettungseinsatz ist insbesondere bei Verschüttungen zwingend auf Eigensicherung zu achten, ein Hinabsteigen in einen Graben vor Absicherung ist für Patienten und natürlich das Rettungsdienstpersonal ein großes, nicht abschätzbares Risiko. Im vorliegenden Fall wurde der Unfallmechanismus der Verschüttung mit Lehmboden wegen der Beschwerdefreiheit des Patienten allerdings doch unterschätzt. Radiologisch fand sich nämlich eine Beckenfraktur (Sprengung der Symphyse) als Hinweis für eine starke Gewalteinwirkung.

Ein an den Vitalfunktionen und dem Unfallmechanismus orientiertes Vorgehen hat sich bewährt. So wurde auf eine frühe Infusionstherapie verzichtet – natürlich eine Einzelfallabwägung und keinesfalls Standard! Beim Herabfallen der Erde direkt in den Rücken des Patienten wäre durch den Unfallmechanismus bedingt eine Wirbelsäulenverletzung sehr viel wahrscheinlicher gewesen. Wegen der Enge im Graben wurde in diesem Fall ein Bergetuch zur Rettung eingesetzt. Zur Immobilisation der Wirbelsäule und Rettung aus dem Graben wäre das KED®-System hier vermutlich auch gut geeignet gewesen. Für den Einsatz einer Schaufeltrage war das Erdloch zu uneben und vor allem zu klein. Erstaunlich ist das geringe Schmerzempfinden des Patienten. In der Klinik erfolgte nach Ausschluss weiterer Verletzungen die operative Versorgung durch Verplattung der Symphysensprengung und der Patient konnte nach Mobilisierung ohne weitere Komplikationen die Klinik verlassen.

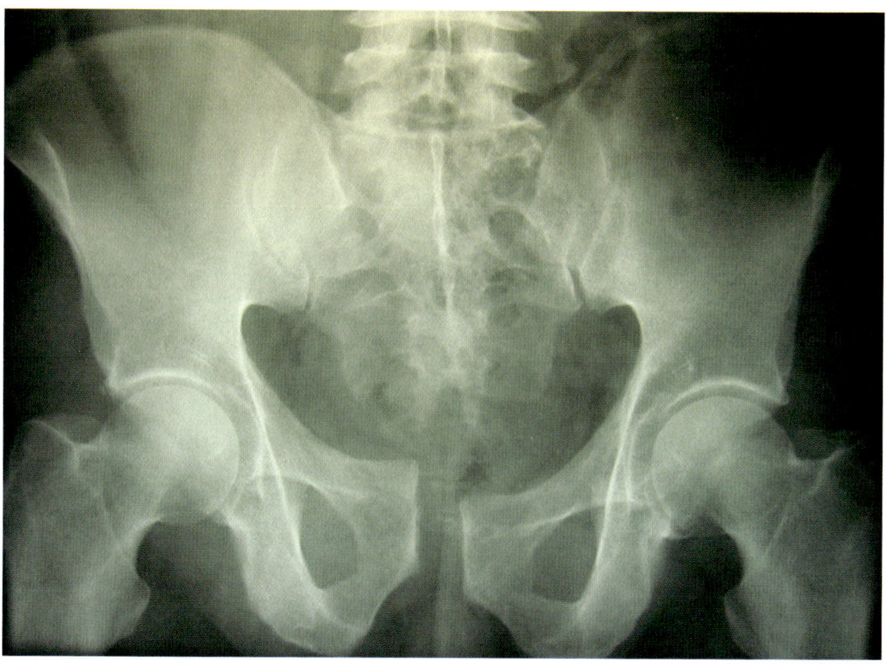

Abb. 6 ▶ Röntgenbild: Beckenfraktur mit Symphysensprengung

19 Frontalzusammenstoss

▶ Einsatzdaten

Im Oktober erfolgt mittags auf Nachforderung von Rettungswagen und Notarzteinsatzfahrzeug die Alarmierung des Rettungshubschraubers zu einem schweren Verkehrsunfall in einen benachbarten Landkreis. Die Flugzeit beträgt 15 Minuten.

▶ Alarmierungsgrund

Schwerer Verkehrsunfall.

▶ Lage

Der Einsatzort befindet sich außerorts auf einer viel befahrenen Bundesstraße in nicht kurvigem Bereich. Zwei RTW und ein NEF befinden sich neben Feuerwehr und Polizei am Einsatzort. Die Straße ist für die Rettungsarbeiten gesperrt. Zwei Pkw sind frontal kollidiert und schwer verformt, eine zuvor eingeklemmte Person wird bei Eintreffen des RTH gerade auf die bereitgestellte Trage gelegt, der ersteintreffende Notarzt ist bei dem Verunfallten, dieser ist jedoch soeben verstorben. Der Fahrer des anderen Fahrzeuges sei nicht so schwer verletzt und liege im RTW. Da der für den RTH vorgesehene Patient verstorben ist, übernimmt der Hubschrauberarzt nun nach Absprache mit dem ersteintreffenden Notarzt die Versorgung des im RTW befindlichen Patienten.

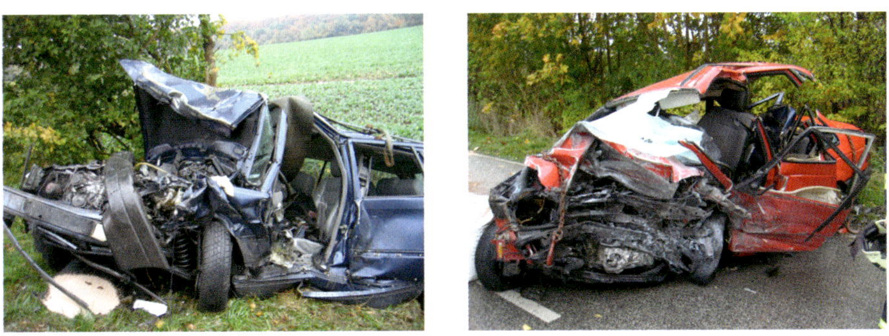

Abb. 1 – 2 ▶ Unfallfahrzeuge (Fahrer des roten Pkw verstorben)

Anamnese

Der Patient ist als Fahrer eines Pkw ohne Airbag mit dem entgegenkommenden Wagen kollidiert, er sei nach Angabe der Rettungsassistenten zunehmend eingetrübt, habe allerdings vom Notarzt für die Rettung aus dem Fahrzeug Esketamin intravenös bekommen. Er sei im Fahrzeug nicht eingeklemmt gewesen.

Befund

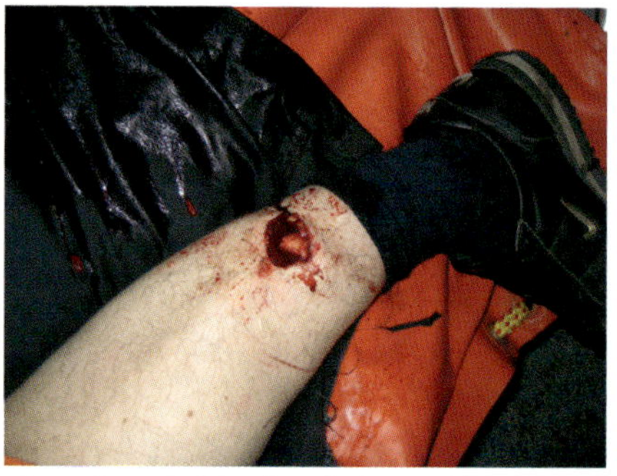

Abb. 3 ▶ Fuß in deutlicher Fehlstellung, blutende Wunde am Unterschenkel

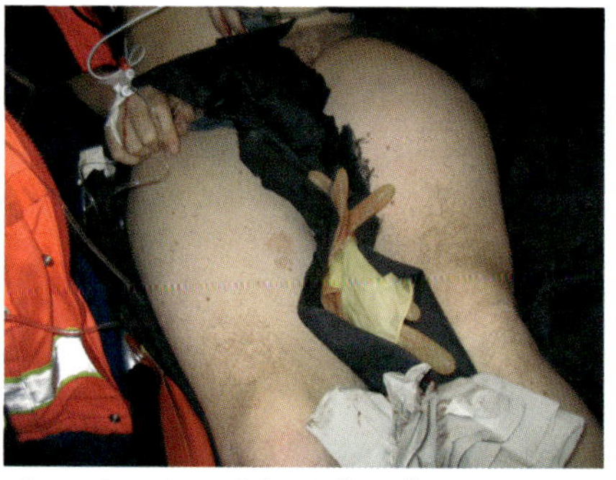

Abb. 4 ▶ Deutliche Schwellung am Oberschenkel

Der Patient ist männlich, etwa 30 Jahre alt und bewusstseinsgetrübt. Auf Schmerzreiz werden die Augen geöffnet, verbale Reaktionen erfolgen nicht, auf Schmerzreiz reagiert der Patient gezielt (GCS 8). Die HWS wurde bereits vor der Rettung aus dem Fahrzeug mit einem Stifneck® immobilisiert. Über eine Nasenbrille erhält der Patient Sauerstoff. Die Pupillen sind isokor und reagieren prompt auf Licht.

Der Patient wird vollständig entkleidet, Blutspuren deuten auf sistierendes Nasenbluten, eine Prellmarke findet sich am rechten Thorax, beide Oberschenkel zeigen eine Zunahme des Umfanges und sind instabil, der rechte Unterschenkel zeigt zudem eine durchspießende Fraktur. Das Becken federt bei Kompression und scheint instabil zu sein. Folgende Messwerte werden erhoben: RR 110/70 mmHg, S_PO_2 88%, Hf 90, Af 14. Der Patient ist bereits mit einem periphervenösen Zugang am linken Unterarm (G 18, grün) versorgt, Ringerlösung tropft schnell.

Differenzialdiagnostik

Bitte denken Sie einen Augenblick nach und schätzen Sie das Verletzungsmuster ein. Welche Differenzialdiagnosen kommen in Betracht? Lesen Sie nach, wie wir entschieden haben: Seite 162.

Oder fehlen Ihnen für die Diagnosen noch weitere Informationen?

Weitere Informationen

- Zum Unfallmechanismus: Einen Airbag hat das Fahrzeug nicht, das Lenkrad ist nicht verbogen.
- Der bestimmte Blutzucker beträgt 130 mg/dl.
- 50 mg Esketamin wurden auf Nachfrage vom ersteintreffenden Notarzt gegeben.
- Die Lunge ist seitengleich belüftet und der Thorax bei Kompression stabil. Auch im Bereich der Prellmarke sind keine Rippenfrakturen zu tasten.
- Die Durchblutung sowie die Sensibilität und die Motorik der Extremitäten sind grob intakt.

Verdachtsdiagnose

Entscheiden Sie und lesen Sie dann nach: Seite 162.

Therapie

Elementartherapie: Die Vitalfunktionen sind stabil und bedürfen somit keiner sofortigen Therapie.

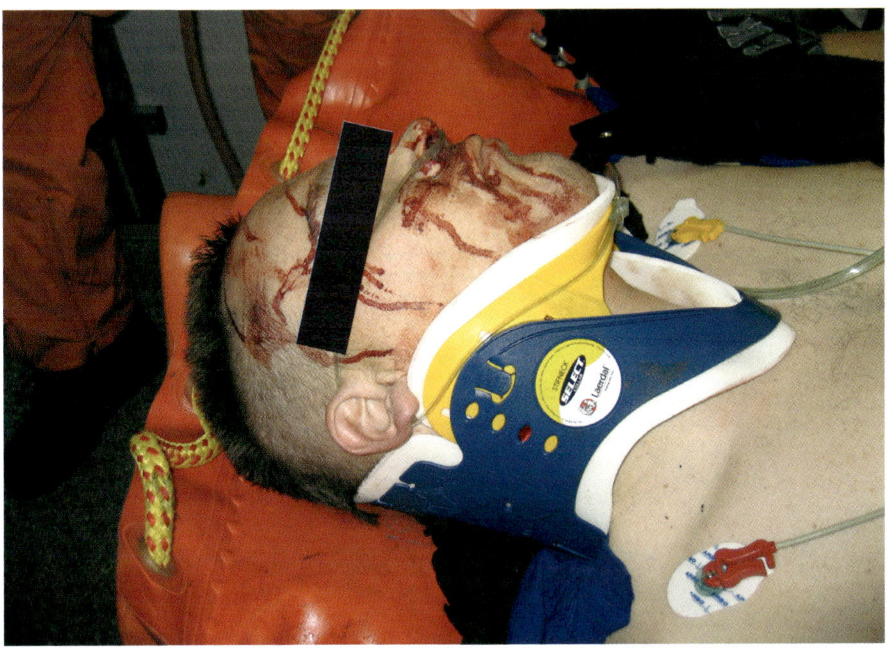

Abb. 5 ▶ HWS-Immobilisation, Sauerstoffgabe (besser: Maske)

Standardtherapie: Die Anlage von zwei zusätzlichen periphervenösen Zugängen (orange, G 14) gelingt an beiden Armen, die unverletzt sind. Die Personalien werden von der Polizei festgestellt und sofort im Notarzteinsatzprotokoll dokumentiert. Die HWS ist durch einen Stifneck® immobilisiert.

Spezielle Therapie: Es werden vor Narkoseeinleitung je 500 ml HAES 10% infundiert. Sodann erfolgt nach Vorbereitung und Überprüfung des Equipments die intravenöse Einleitung einer Narkose mit 0,3 mg Fentanyl und 200 mg Propofol (Disoprivan®). Der Patient lässt sich problemlos mit einem Orotrachealtubus (ID 8,0) intubieren (Beatmung: AMV 8 l, Af 10, PEEP 5, FiO_2 1,0). Der Beatmungsdruck bleibt stabil, das Atemgeräusch ist seitengleich ohne pathologischen Auskultationsbefund. Zur Fortführung der Narkose ist die Gabe von weiteren 0,4 mg Fentanyl notwendig, Propofol wird über Perfusor kontinuierlich gegeben (6-8 mg/kg/h d.h. ca. 40 ml/h). Als Infusion werden weitere 1000 ml Ringerlösung infundiert. Die dislozierte offene Fraktur des rechten Unterschenkels wird reponiert und steril verbunden.

Während der Versorgung erfolgt die Voranmeldung in einer Klinik der Maximalversorgung. Nach 18 Minuten Verweildauer beginnt der Transport des Patienten, nach 15 Minuten wird der Patient kreislaufstabil im Schockraum an das bereits wartende Team übergeben.

Die Pupillen sind weiterhin isokor. Folgende Werte werden bei Übergabe dokumentiert: RR 109/54 mmHg, Hf 81, S_pO_2 100%, Af 10, $_{et}CO_2$ 35 mmHg.

▶ Frage

Welche Gefahr beinhaltet die Gabe von Propofol beim Polytrauma?

Entscheiden Sie und lesen Sie dann nach: Seite 162.

▶ Diskussion

Gerade in ländlichen Gebieten kommt es immer wieder zu Unfällen mit mehreren Schwerverletzten. Es ist konsequent, für den Transport und zur medizinischen Verstärkung einen Rettungshubschrauber oder zumindest ein zweites arztbesetztes Rettungsmittel frühzeitig, d.h. nach Sichtung, anzufordern. Es handelt sich vom Unfallmechanismus her um ein »Wuchttrauma«, immerhin ist ein Patient kurz nach dem Unfall verstorben, somit ist bis zum Beweis des Gegenteils auch der Fahrer des anderen Fahrzeuges, das ein ähnliches Verformungsmuster zeigt, ebenfalls schwer verletzt. Entsprechend stellt sich das Verletzungsmuster dar: Die Beine und das Becken sind nach der körperlichen Untersuchung betroffen, weitere Organsysteme können ebenfalls geschädigt sein.

20 Notfall in Arztpraxis

▸ Einsatzdaten

Im Juni erfolgt über die Rettungsleitstelle morgens um 10:34 Uhr die Alarmierung des Notarzteinsatzfahrzeugs zu einer Arztpraxis in einen Ort eines benachbarten Landkreises. Die Zeit bis zum Eintreffen am Notfallort beträgt 12 Minuten.

▸ Alarmierungsgrund

Internistischer Notfall.

▸ Lage

Der in der Nähe des Einsatzortes stationierte RTW befindet sich bereits am Einsatzort, das NEF kann direkt hinter dem RTW parken. Die Praxis liegt im 2. Obergeschoss.

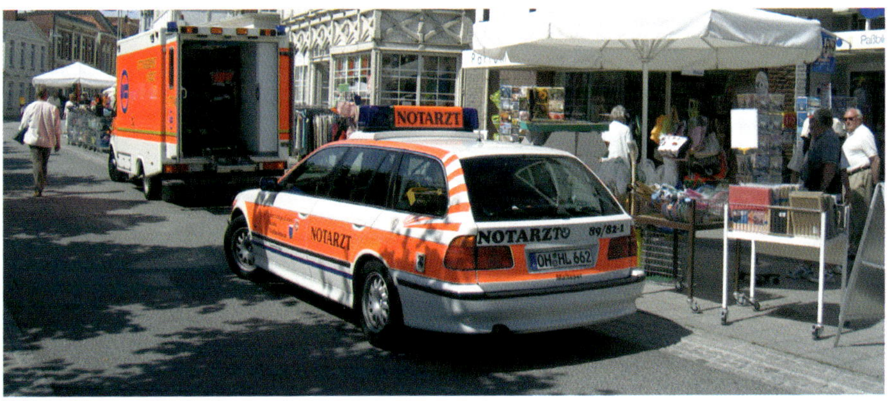

Abb. 1 ▶ Eintreffsituation

▸ Anamnese

Der Patient habe sich nach Angabe seines Arztes wegen Schwindelgefühl und »Herzrasen« in dessen Praxis begeben. Schmerz oder Luftnot verspüre er nicht und die Beschwerden bestünden bereits seit vier Stunden. Vor einigen Jahren sei ein Herzschrittmacher implantiert worden. Nach Angabe des Arztes nehme er an Medikamenten Beloc-Zok®, ASS 100® und Amaryl® ein.

(der aus dem Mandrin bestimmte Blutzucker beträgt 120 mg/dl), eine Sauerstoffinhalation läuft ebenfalls. Zur weiteren Diagnostik und Therapie wird die Ehefrau nun vor weiterer Therapie aus dem Raum geschickt.

Spezielle Therapie: Im EKG sind keine Schrittmacherimpulse zu sehen, so dass eine Schrittmacherfehlfunktion unwahrscheinlich ist. Bei Verdacht auf eine supraventrikuläre Tachykardie mit Rechtsschenkelblock werden zunächst 9 mg Adrekar® i.v. »im Schuss« appliziert, hierauf erfolgt keine Veränderung der Rhythmusstörung. Nun werden unter der Verdachtsdiagnose »ventrikuläre Tachykardie« langsam 300 mg Cordarex® gegeben, worauf die Rhythmusstörung prompt sistiert. Während der Medikamentengabe wird das EKG kontinuierlich mitgeschrieben. 5000 IE Heparin werden sofort nach Rhythmisierung wegen möglicher Thrombenbildung i.v. appliziert.

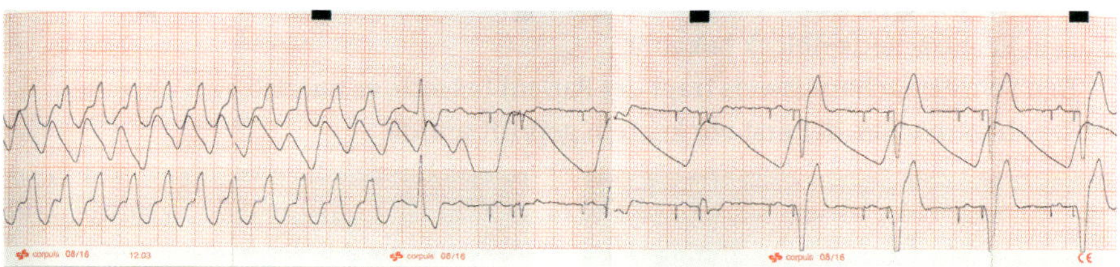

Abb. 5 ▶ Rhythmisierung unter laufender EKG-Dokumentation

Kurz danach verspürt der Patient starken Harndrang, nach Wasserlassen in der Arztpraxis (unter kontinuierlichem EKG-Monitoring) erfolgt der Abtransport. Zuvor wird der Patient auf der Intensivstation der nächstgelegenen Klinik mit einer Fachabteilung für Kardiologie angemeldet. Der Transport im RTW unter Begleitung des Notarztes erfolgt ohne Probleme nach 25 Minuten Verweildauer in der Arztpraxis. Nach weiteren 25 Minuten Fahrzeit erfolgt die Übergabe des stabilen Patienten (RR 130/80 mmHg, Hf 60/min, S_pO_2 99% unter 4 l O_2) auf der vorinformierten Intensivstation der Zielklinik.

▶ Frage

Welche Therapiemöglichkeiten gibt es zur Behandlung von tachykarden Herzrhythmusstörungen?

Beantworten Sie die Frage für sich und lesen Sie dann nach: Seite 163.

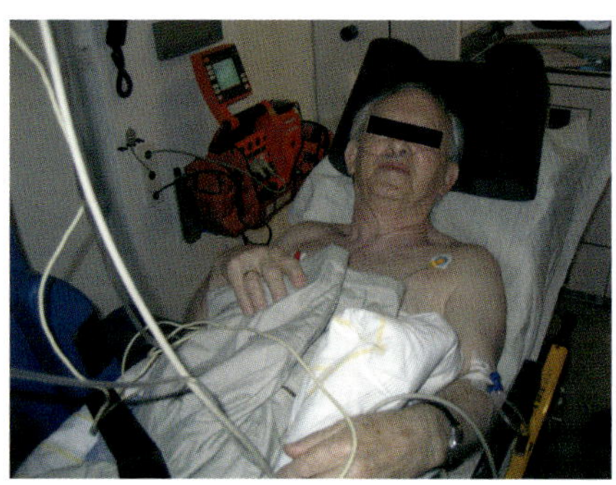

Abb. 6 ▶ Der stabile Patient kann in die Zielklinik transportiert werden

Diskussion

Herzrhythmusstörungen sind im Rettungsdienst häufig zu beobachten. Bei klinischen Beschwerden besteht eine Dringlichkeit zur Therapie, symptomlose Herzrhythmusstörungen sind dagegen oftmals Zufallsbefunde im Rahmen des umfassenden Monitorings, dies gilt für tachykarde und bradykarde Herzrhythmusstörungen sowie Extrasystolie. Vor der Therapie steht grundsätzlich die Diagnostik – so auch bei Rhythmusstörungen. Wichtig ist die saubere EKG-Dokumentation vor, insbesondere während und nach der Therapie. Ein 12-Kanal-EKG dient hierbei der umfassenden Diagnostik.

Medikamentös stehen unterschiedliche Substanzen zur Verfügung:

ß-Blocker (Vormedikation des Patienten) wirken insbesondere im Bereich von Sinus- und AV-Knoten, bei ventrikulärer Tachykardie sollen sie daher nicht eingesetzt werden. Die Kombination mit Calciumantagonisten kann eine Asystolie hervorrufen!

Calciumantagonisten wie Verapamil (z.B. Isoptin®) hemmen den Ca^{2+}-Einstrom in Zellen, sie dämpfen die Sinusknotenaktivität und verzögern die AV-Überleitung und sind ebenfalls bei ventrikulärer Tachykardie kontraindiziert. Eine paradoxe Beschleunigung der Reizleitung akzessorischer Bahnen ist möglich, daher soll keine Anwendung beim WPW-Syndrom erfolgen. Zudem kommt es zu einer Gefäßerweiterung mit der Möglichkeit eines starken Blutdruckabfalls.

Ajmalin (Gilurytmal®) hemmt den Na^{+}-Einstrom und wirkt auf Ventrikel, akzessorische Bahnen und den Vorhof. Bei ventrikulären Tachykardien ist es das Medikament der ersten Wahl. Es wird insbesondere bei supraventrikulären Tachykardien oder Tachyarrhythmia absoluta und Präexzitationssyndromen wie dem WPW-Syndrom eingesetzt.

Adenosin (Adrekar®) führt zu einem Abfall der Erregbarkeit des Sinusknotens, weiterhin wird die AV-Überleitung verzögert. Es terminiert sehr effektiv die supraventrikulären Reentry-Tachykardien mit kreisender Erregung. Die Halbwertzeit ist sehr kurz (< 5 Sek.). Ein kompletter AV-Block kann auftreten.

Amiodaron (Cordarex®) wirkt im Vorhof, Ventrikel und auf akzessorische Bahnen über Hemmung des K^{+}-Ausstroms aus den Zellen. Es kommt zur Verlängerung der Repolarisation, d.h. die Zeit bis zu einer neuen Erregung steigt aufgrund einer Verlängerung der Refraktärzeit. Es durchbricht in einem hohen Prozentsatz ventrikuläre Tachykardien, nachteilig ist das späte Wirkmaximum, das erst nach ca. 15 – 45 Minuten erreicht wird.

Insbesondere die Kombination mehrerer Antiarrhythmika birgt Gefahren, so ist die Auswahl und Gabe sorgfältig zu prüfen. Es gilt: »Was drin ist, ist drin«. Die genaue Kenntnis der pharmakologischen Wirkung ist zwingend notwendig.

Adrekar® wurde eingesetzt zur Unterscheidung einer supraventrikulären – in diesem Fall hätte es wirken müssen – von einer ventrikulären Tachykardie. Die Nebenwirkung eines AV-Blockes hätte der liegende Herzschrittmacher kompensiert. Von Isoptin® ist wegen der vorbestehenden ß-Blocker-Medikation dringend abzuraten.

Es handelte sich um eine ventrikuläre Tachykardie, die erfreulicherweise prompt auf die Gabe von Cordarex® reagierte, Ajmalin wäre dennoch aus pharmakologischer Sicht zu bevorzugen. Ansonsten ist die Elektrotherapie mit Kardioversion in Kurznarkose eine weitere Therapieoption. Hämodynamische Instabilität oder Bewusstlosigkeit indizieren bei einer Tachykardie mit breiten QRS-Komplexen den sofortigen Einsatz der Elektrotherapie.

21 Verkehrsunfall

Einsatzdaten

An einem sonnigen und warmen Frühlingstag im Mai erfolgt die Alarmierung des Rettungshubschraubers in einen benachbarten Landkreis. Es handelt sich um eine Nachforderung, RTW und NEF sind bereits vor Ort. Die Zeit von der Alarmierung bis zum Eintreffen am Einsatzort beträgt 12 Minuten.

Alarmierungsgrund

Verkehrsunfall.

Lage

Der Notfallort liegt im Kreuzungsbereich an der Abfahrt einer Bundesstraße, die Landung ist in unmittelbarer Nähe zum Unfallort möglich.

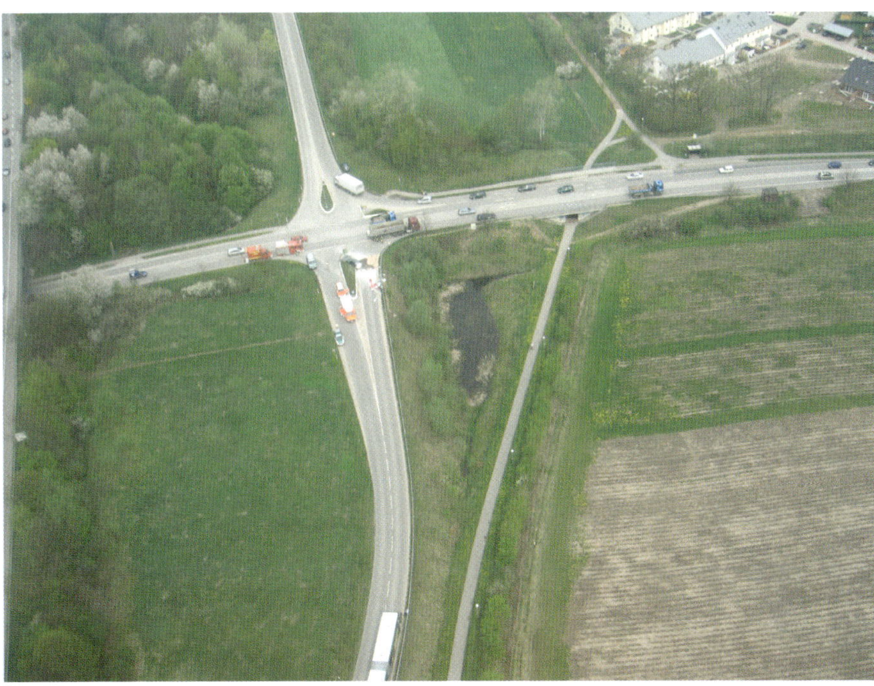

Abb. 1 ▶ Luftaufnahme der Einsatzstelle

Anamnese

Der Patient ist bei Bewusstseinstrübung nicht selbst zu befragen, jedoch sei er nach Angabe des ersteintreffenden Notarztes als angeschnallter Beifahrer eines Pkw verunfallt. Das Fahrzeug sei mit dem Heck rechtsseitig mit einem Lkw kollidiert und dann gegen ein Verkehrschild geschleudert worden. Ein Airbag habe nicht ausgelöst.

Befund

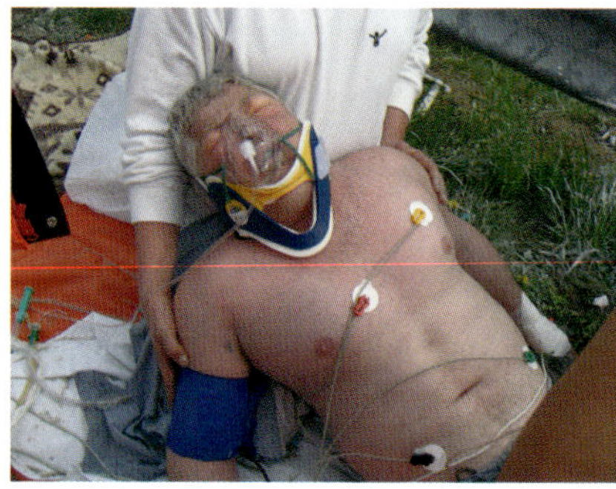

Abb. 2 ▶ Vorversorgter Patient

Der männliche, ca. 60-jährige Patient ist bewusstlos, er öffnet weder die Augen noch spricht er. Auf Schmerzreiz findet jedoch eine gezielte Reaktion statt (Glasgow Coma Scale: 7 Punkte). Er befindet sich bereits auf einer Vakuummatratze und wird von den ersteintreffenden Rettungskräften mit erhöhtem Oberkörper gehalten. Der Atemweg ist frei, die Atmung ist flach und schnell, der Patient ist zyanotisch. Die Augen und das Gesicht wirken auffällig verquollen, ein Blutdruck ist nicht messbar, ebenso scheitert die pulsoxymetrische Messung der Sauerstoffsättigung. Das EKG zeigt einen tachykarden Sinusrhythmus mit einer Herzfrequenz von 130/min.

Differenzialdiagnostik

Bitte denken Sie ein Augenblick nach und notieren Sie die Differenzialdiagnostik, zu der Sie gekommen sind. Lesen Sie nach, wie wir entschieden haben: Seite 164.

Sind weitere Informationen für Sie wichtig?

Weitere Informationen

- Es zeigt sich eine deutliche obere Einflussstauung.
- Es findet sich ein ausgedehntes knisterndes Hautemphysem vom Gesicht bis zum Unterleib.
- Frakturen sind nicht zu palpieren.

▶ Verdachtsdiagnose:

Entscheiden Sie sich und blättern Sie danach zur Seite 164.

▶ Therapie

Elementartherapie: Die Vitalfunktionen Atmung, Kreislauf und Bewusstsein sind allesamt gefährdet. Der Atemweg ist frei bei insuffizienter Atmung, daher erfolgt bereits bei Eintreffen des RTH assistierte Maskenbeatmung mit einem Sauerstoffflow von 15 l/min. Zwei periphervenöse Zugänge (braun, G 14 und grün, G 18) liegen an den Armen, HAES 10% und Ringerlösung wird »im Schuss« infundiert.

Standardtherapie: Des Weiteren ist das EKG-Monitoring ebenfalls schon angeschlossen und zeigt einen tachykarden Sinusrhythmus. Die Halswirbelsäule ist durch Stifneck® immobilisiert und der Patient liegt auf einer Vakuummatratze.

Spezielle Therapie: Aufgrund des instabilen Kreislaufes, der respiratorischen Insuffizienz und des ausgeprägten Hautemphysems wurde vom ersteintreffenden Notarzt bei Verdacht auf einen Spannungspneumothorax primär eine Thoraxdekompression linksseitig durch Einbringen einer Braunüle® in den Thorax geschaffen. Bei anhaltender Symptomatik erfolgt nun durch den Notarzt des RTH die Einleitung

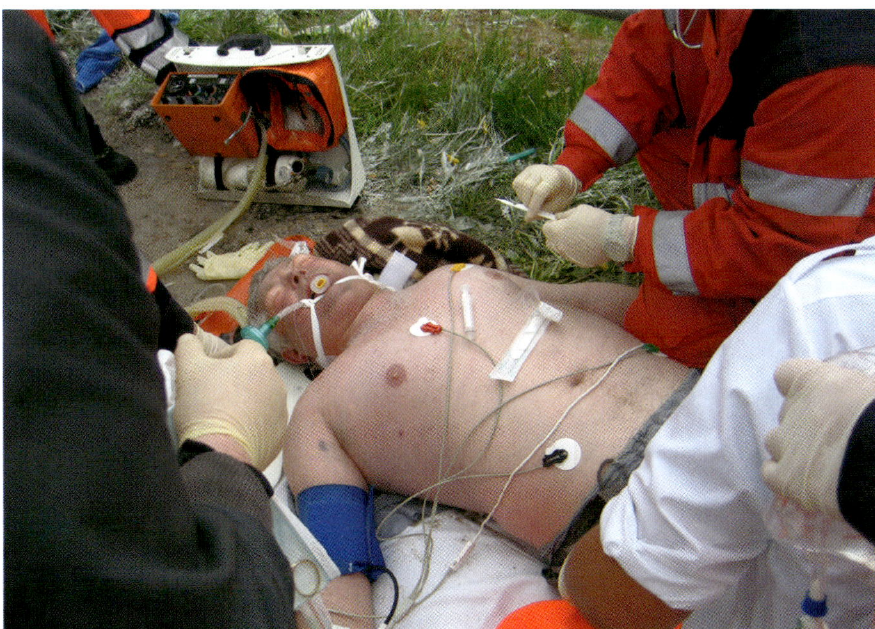

Abb. 3 ▶ Patient intubiert, Vorbereitung zur Thoraxdrainage

der Narkose mit 0,3 mg Fentanyl, 10 mg Dormicum® und 20 mg Hypnomidate®. Die Intubation gelingt prompt und erfreulicherweise ohne Probleme.

Ein Atemgeräusch ist jedoch auskultatorisch nicht wahrzunehmen, die Kapnometrie zeigt exspiratorisches CO_2 und bestätigt die laryngoskopisch sichere intratracheale Tubuslage. Auffällig ist ein extrem hoher Beatmungsdruck, der die Beatmung fast unmöglich macht.

Somit erfolgt die sofortige Anlage einer Thoraxdrainage (28 Charr) per Minithorakotomie im 4. Interkostalraum in der vorderen Axillarlinie beidseits, rechtsseitig entweicht Luft mit hohem Druck und es sind mit dem präparierenden Finger Frakturen zu tasten, linksseitig ist kein Zischen zu vernehmen.

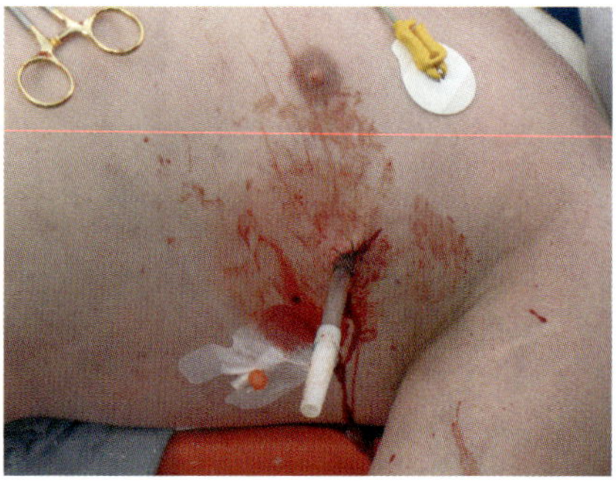

Abb. 4 ▶ Thoraxdrainage links mit zuvor liegender Braunüle®

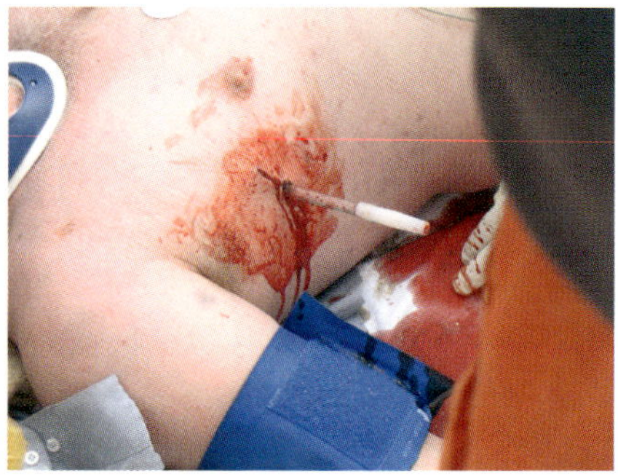

Abb. 5 ▶ Thoraxdrainage rechts: Spannungspneumothorax

Sofort bessert sich die Kreislaufsituation, ein Blutdruck ist messbar und der Patient wird wacher. Somit ist eine Vertiefung der Narkose notwendig. Das Anschließen eines Beutels an die Thoraxdrainage zeigt ein Aufblähen des Beutels und somit die große Leckage. Daher wird der Beutel eingeschnitten.

Nun erfolgt die Voranmeldung des Patienten in der nahe gelegenen Klinik der Maximalversorgung unter Nennung der Diagnose »schweres Thoraxtrauma, intubiert, beatmet und kreislaufstabil« und mit Angabe der voraussichtlichen Eintreffzeit. Nach 31 Minuten Versorgungszeit beginnt der Transport im RTW, nach 12 Minuten Transportzeit wird der Patient übergeben. Die dokumentierten Messwerte bei Übergabe lauten RR 111/55 mmHg, Hf 87, Af 10, S_PO_2 98%, $_{et}CO_2$ 44 mmHg.

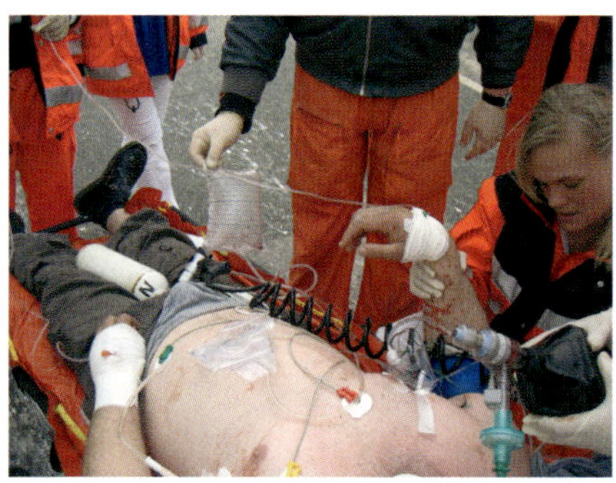

Abb. 6 ▶ Luftgefüllter Drainagebeutel

Frage

Welche Symptome weisen auf den Spannungspneumothorax?

Entscheiden Sie und schlagen Sie dann Seite 164 auf.

Diskussion

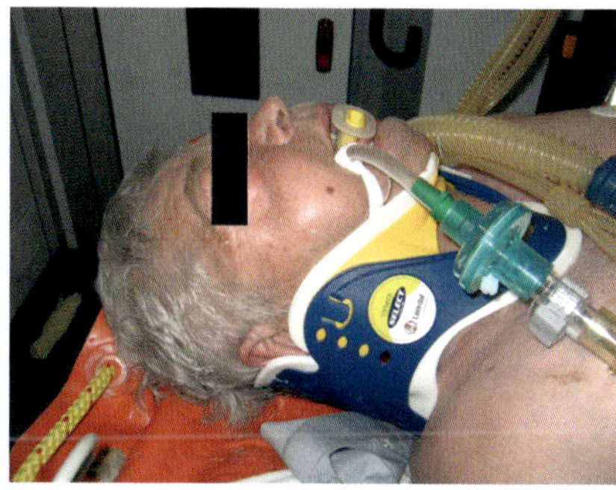

Abb. 7 ▶ Hautemphysem Gesicht

Bei diesem Einsatz zeigt sich die große Dramatik einer isolierten Verletzung des Brustkorbes mit Entwicklung eines Spannungspneumothorax.

Durch einen Überdruck im Pleuraspalt aufgrund einer Verletzung der Lunge kann sich die Lunge nicht mehr ausdehnen mit resultierender Luftnot und rasch zunehmender Störung der Vitalfunktion Atmung. Ein Ventilmechanismus lässt Luft bei Inspiration in den Pleuraspalt strömen, verschließt jedoch in der Exspiration und erzeugt so eine Luftansammlung. Unter Beatmung, die immer eine Überdruckbeatmung darstellt, nimmt diese Luftansammlung rasch zu und gerät schnell unter großen Druck, was auch unter Spontanatmung möglich ist. Ein Hautemphysem ist nicht immer zu beobachten, war im vorliegenden Fall jedoch stark ausgeprägt.

Zudem wird das Mediastinum zunehmend komprimiert und behindert die Füllung des Herzens mit Folge eines Blutdruckabfalles, einer reflektorischen Tachykardie und einer sichtbaren oberen Einflussstauung. Somit ist die zweite Vitalfunktion gefährdet: der Kreislauf.

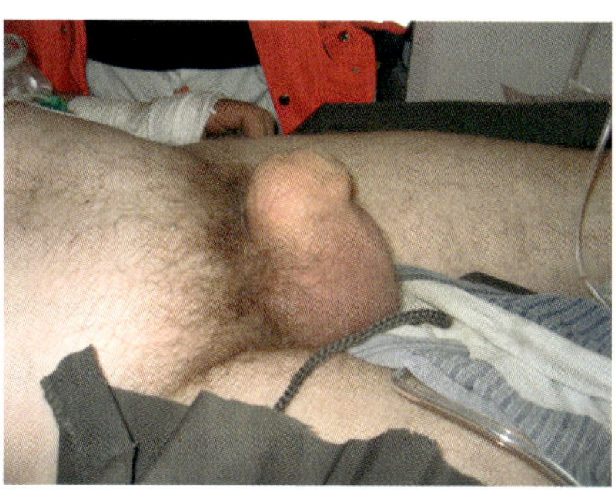

Abb. 8 ▶ Hautemphysem Skrotum (überfaustgroß)

Die Therapie besteht in einer Entlastung des Überdruckes im Pleuraspalt. Dies ist provisorisch durch Punktion des Thorax mit einer Nadel bzw. dem Einbringen einer Braunüle® möglich. Die definitive Therapie besteht in der Anlage einer Thoraxdrainage. Eine beidseitige Entlastung des Thorax erfordert unter Spontanatmung einen Sog an der Drainage bzw. eine Beatmungstherapie. Unter Beatmung dehnt sich die Lunge aus, daher ist präklinisch die Anwendung einer Saugdrainage nicht notwendig.

Im vorliegenden Fall wurde primär unter Narkose die Intubation vorgenommen, die fast unmögliche Beatmung zeigt das Problem: Sofort und ohne Zeitverlust ist eine Entlastung des Thorax konsequent durchzuführen. Diese Reihenfolge wurde gewählt aufgrund großer Erfahrung des Notarztes in der Anlage von Thoraxdrainagen. Die einseitige Anlage einer Thoraxdrainage vor Narkoseeinleitung ist abzuwägen. Tückischerweise war der rechtsseitige Thorax betroffen, hier hilft die Berücksichtigung des Unfallmechanismus mit Gewalteinwirkung von rechts.

Wegen der raschen Zunahme der Symptome ist bei Thoraxtrauma und Beatmung wegen der möglichen Ausbildung eines Spannungspneumothorax die prophylaktische Anlage einer Thoraxdrainage im Einzelfall abzuwägen und wird bei engen räumlichen Verhältnissen, z.B. bevorstehendem Transport im Rettungshubschrauber, vielfach empfohlen.

22 Überrolltrauma

Einsatzdaten

In der Mittagszeit werden an einem Januartag Rettungshubschrauber und Rettungswagen zu einem Unfall in ein kleines Dorf alarmiert. Beide Rettungsmittel treffen zeitgleich 9 Minuten nach Alarmierung am Einsatzort ein.

Alarmierungsgrund

Verkehrsunfall.

Lage

Der Einsatzort befindet sich in einem Neubaugebiet. Ein älterer Herr liegt in Rückenlage auf der Straße, neben ihm ein Gehstock, und in geringer Entfernung steht ein Lieferwagen. Passanten kümmern sich um den Verunfallten.

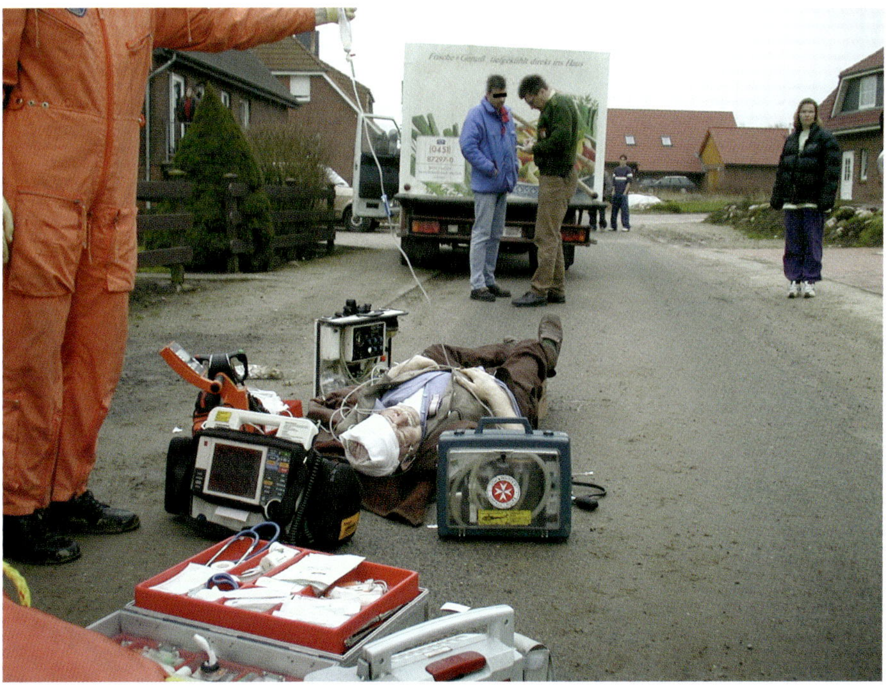

Abb. 1 ▶ Der Verunfallte liegt in einem Neubaugebiet auf der Straße

Anamnese

Der Patient ist leicht desorientiert und kann über den Unfallhergang nicht berichten. Nach Angabe der Passanten sei er von dem rückwärts fahrenden Lieferwagen angefahren worden und sofort gestürzt.

Befund

Der Patient ist 72 Jahre alt und zur Person klar orientiert. Bezüglich des Unfalls besteht eine Amnesie. Übelkeit wird verneint. Er hat die Augen geöffnet und bewegt auf Aufforderung die Arme; Bewegungen der Beine seien zu schmerzhaft. Die Ganzkörperuntersuchung zeigt eine durch Ersthelfer verbundene Kopfplatzwunde links frontal, Schmerz im Bereich des linken Brustkorbes, Beckenkompressionsschmerz bei Krepitation und Instabilität des Beckens. Eine Reifenspur ist auf dem linken Hosenbein zu sehen. Der Puls ist schnell und flach.

Der Blutdruck wird systolisch mit 60 mmHg bei einer Herzfrequenz von 100 gemessen. Die Sättigung ist pulsoxymetrisch nicht messbar.

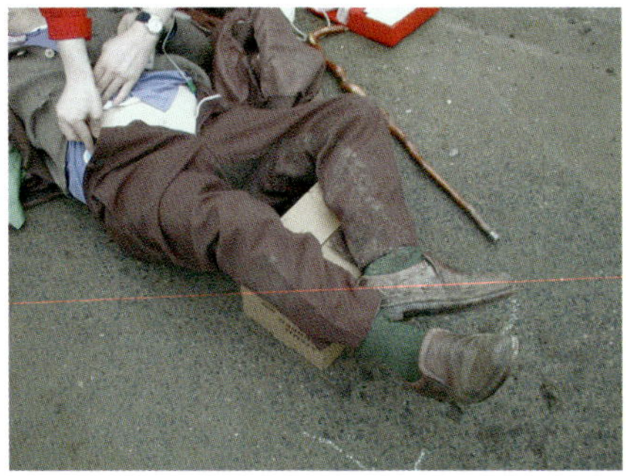

Abb. 2 ▶ Reifenspur auf der Hose

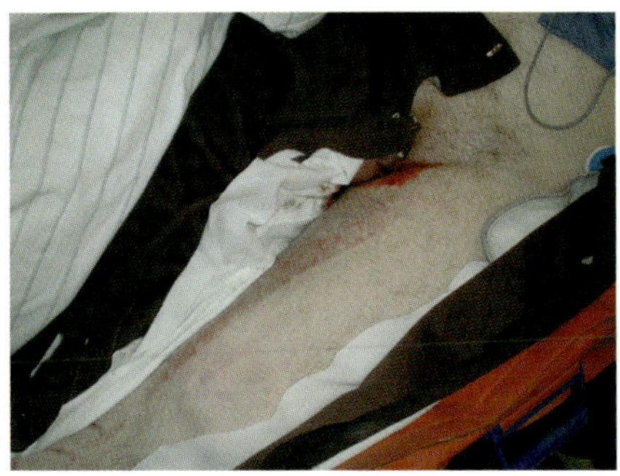

Abb. 3 ▶ Reifenspur am Bein

Differenzialdiagnostik

Bitte denken Sie einen Augenblick nach und schätzen Sie das Verletzungsmuster unter möglichen Differenzialdiagnosen ein. Lesen Sie nach, wie wir entschieden haben: Seite 165.

Benötigen Sie weitere Informationen?

Weitere Informationen

- Die Pupillen sind isokor und zeigen eine prompte Lichtreaktion. Schmerz im Bereich der Wirbelsäule wird verneint, Kopfbewegungen werden vom Patienten spontan vorgenommen und schmerzen nicht.
- Ein Blick unter den angelegten Verband zeigt eine kleine Platzwunde.
- Die Lungen sind seitengleich belüftet, die Atemfrequenz beträgt 12.
- Der Schmerz im Brustkorb wird bei Thoraxkompression angegeben.
- Der Patient ist gehbehindert nach drei Schlaganfällen.
- Der gemessene Blutzucker beträgt 181 mg/dl.

Verdachtsdiagnose

Entscheiden Sie und lesen Sie dann nach: Seite 165.

Therapie

Elementartherapie: Die Vitalfunktion Kreislauf ist akut gefährdet. Eine Schocklagerung duldet der Patient wegen der Beckenverletzung nicht. Somit werden primär in

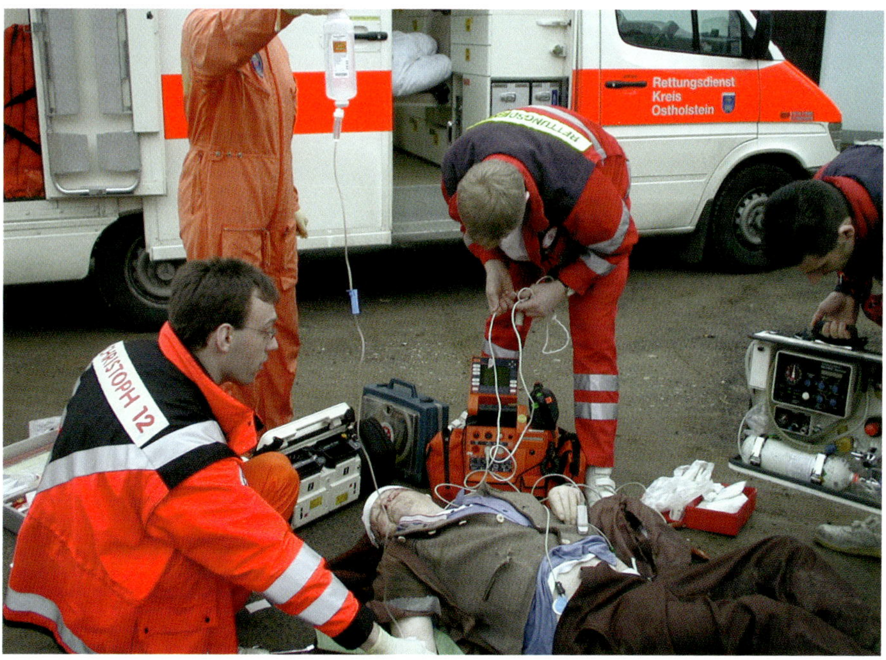

Abb. 4 ▶ Volumentherapie, Lagerung und Vorbereitung der Sauerstoffgabe

beiden Ellenbeugen zur Volumensubstitution großlumige periphervenöse Zugänge (G 14) angelegt. Atmung und Bewusstsein sind akut nicht gefährdet und bedürfen keiner Stabilisierung.

Standardtherapie: Zur Sicherung der Oxygenierung wird dem Patienten Sauerstoff mit hohem Flow gegeben. Eine Maske wird von ihm jedoch nicht geduldet, so wird die Inhalation zunächst über eine Nasenbrille durchgeführt. Die Personalien und die Telefonnummer einer Angehörigen werden erfragt und direkt dokumentiert.

Spezielle Therapie: Wegen der Kreislaufinstabilität erhält der Patient initial 250 ml HyperHAES® (Small Volume Resuscitation) mit gutem Effekt. Nachfolgend werden 1000 ml HAES 10% und 1500 ml Ringerlösung präklinisch infundiert. Der systolische Blutdruck steigt hiernach auf 100 mmHg. Des Weiteren erhält der Patient zur Umlagerung 3 mg Midazolam (Dormicum®) und 50 mg Esketamin sowie Sauerstoff über eine Maske. Die Umlagerung auf die mit einer Vakuummatratze vorbereitete Trage wird unter Zuhilfenahme der Schaufeltrage vorgenommen. Im RTW erfolgt das vollständige Entkleiden des Patienten. Auch das linke Bein zeigt eine Reifenspur, im Bereich der Hüfte zeigt sich eine leicht blutende Risswunde, die mit einer Kompresse abgedeckt wird.

Nach sorgfältiger Vorbereitung erfolgt die Einleitung der Narkose mit 0,25 mg Fentanyl, 2 mg Midazolam (Dormicum®) und 16 mg Etomidat (Hypnomidate®), die Intubation (Tubus ID 8,0) gestaltet sich unproblematisch. Die Beatmung wird wie folgt eingestellt: AMV 7,5 l, Af 10, FiO_2 1,0.

Bereits während der Versorgung erfolgt die Anmeldung des schwer verletzten Patienten in einer Klinik der Maximalversorgung. Nach 27 Minuten Verweildauer am Einsatzort wird der Patient nach 10 Minuten Transportzeit im Schockraum der Zielklinik übergeben. Der systolische Blutdruck beträgt nun wieder 80 mmHg, die Sauerstoffsättigung ist weiterhin nicht messbar. Kapnometrisch beträgt der Messwert $_{et}CO_2$ 36 mmHg.

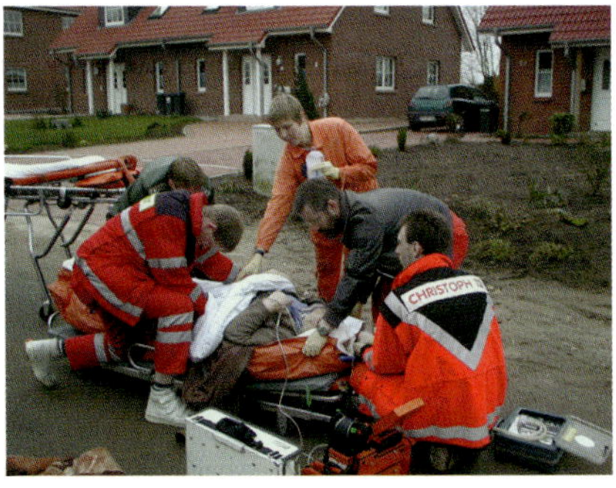

Abb. 5 ▶ Transport in den RTW zur weiteren Versorgung

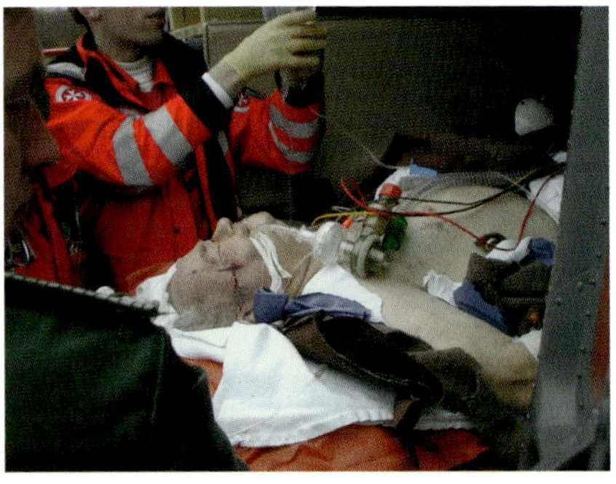

Abb. 6 ▶ Nach Narkose und Intubation Transport im RTH

Fragen zur Therapie

Aus welchen Komponenten besteht HyperHAES®?

Antworten Sie selbst und lesen dann nach: Seite 165.

Welche Menge HyperHAES® darf infundiert werden?

Die Antwort lesen Sie auf Seite 165.

Diskussion

Das Überrolltrauma durch einen Lkw stellt einen sehr schweren Unfallmechanismus dar. Das instabile Becken mit tastbarer Krepitation zeigt das klinische Korrelat des Unfallmechanismus. Eine derartige Verletzung ist durch den massiven Volumenverlust lebensbedrohlich, neben urologischen Verletzungen sind schwere intraabdominelle Blutungen möglich. Zusätzlich besteht eine Fraktur des linken Oberschenkels. Der Zeitfaktor ist vorrangig und eine zügige zielgerichtete Behandlung daher notwendig. Häufig lässt sich der Patient präklinisch nicht stabilisieren.

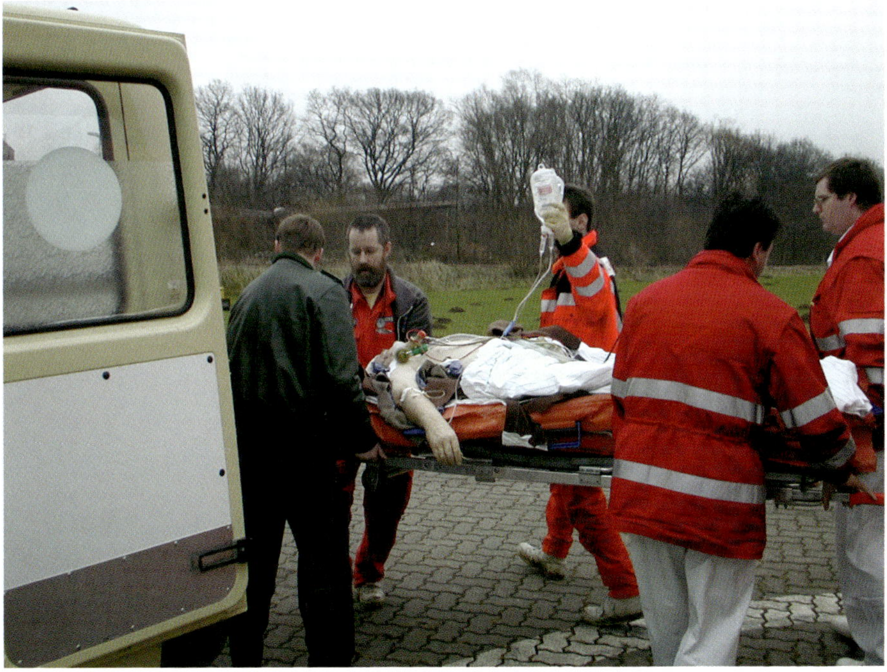

Abb. 7 ▶ Transport vom Landeplatz zum Schockraum

Zudem wäre bei dem Patienten eine HWS-Immobilistion durch Stifneck® auch bei fehlenden Beschwerden indiziert gewesen. Es wird zwar kein Schmerz angegeben, dennoch ist eine Schädigung der HWS durch den Unfallmechanismus möglich, und der Patient weist eine Schädelverletzung auf.

Der Einsatz einer Beckenzwinge bzw. einer Anti-Schock-Hose (MAST) ist bei Beckenfrakturen auch präklinisch in Erwägung zu ziehen.

▶ Klinische Weiterbehandlung

Der Patient ist nach der Schockraumdiagnostik sofort der operativen Versorgung zugeführt worden. Als Blutungsquelle stellte sich das schwer geschädigte Becken dar, das Massivtransfusionen erforderlich machte. Die Operation wurde primär überlebt, dennoch verstarb der Patient leider einige Tage nach dem Unfall.

23 Pkw gegen Baum

▶ Einsatzdaten

An einem sonnigen Frühlingstag erfolgt die Alarmierung des nächstgelegenen Rettungswagens, der Feuerwehr sowie des im Nachbarkreis stationierten Rettungshubschraubers zu einem Verkehrsunfall in ländlichem Gebiet. Der RTW trifft nach 7 Minuten ein, RTH und Feuerwehr erreichen den Einsatzort 10 Minuten nach Alarmierung.

▶ Alarmierungsgrund

Schwerer Verkehrsunfall.

▶ Lage

Der Einsatzort liegt an einer kurvenreichen Straße in einem feuchten Waldgebiet. Ein Pkw ist mit der rechten Seite frontal gegen einen Baum geprallt. Als einzige verletzte Person befindet sich der im Brust- und Beinbereich eingeklemmte Fahrer im Fahrzeug. Bäume erschweren den Zugang zu dem Patienten. Die Besatzung des RTW hat mit dessen Versorgung bereits begonnen, die Feuerwehr trifft kurz nach Landung des RTH am Einsatzort ein.

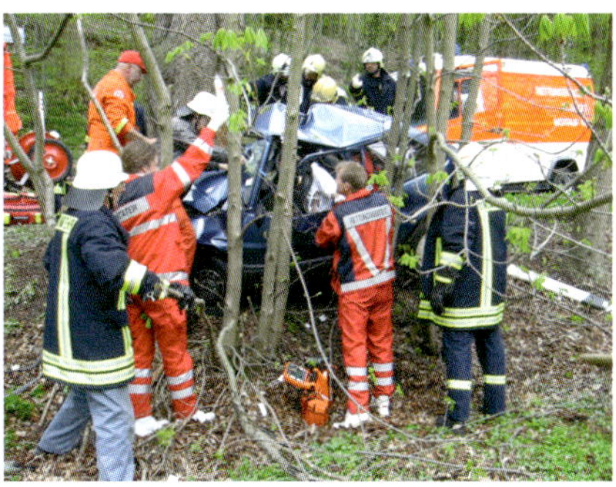

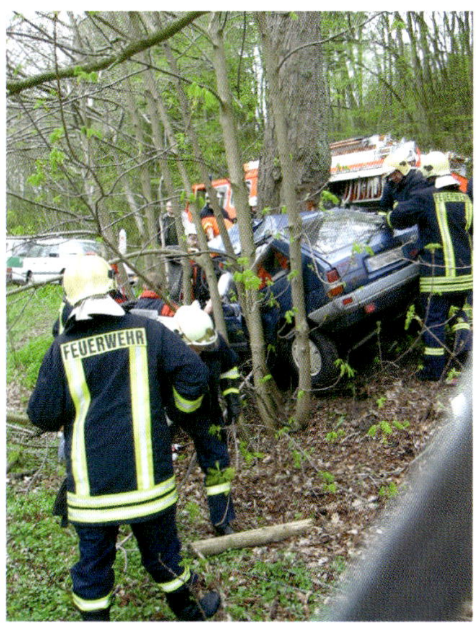

Abb. 1 – 2 ▶ Die Einsatzstelle in einem Waldgebiet

Anamnese

Der Patient ist somnolent und kann so keinerlei Angaben zum Unfall machen. Zeugen finden sich nicht an der Einsatzstelle, so dass der Unfallhergang unklar bleibt.

Befund

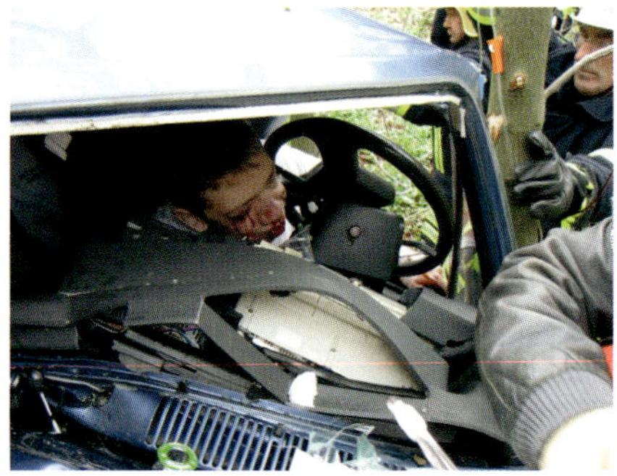

Abb. 3 ▶ Der Kopf des Patienten ist schwer zugänglich

Der männliche Patient ist eingetrübt und blutet stark aus Mund und Nase, des Weiteren ist eine leichte Blutung bei einer Fehlstellung im Beinbereich rechtsseitig zu sehen. Der Kopf des Patienten ist zwischen Lenkrad und Armaturenbrett fixiert. Die Atmung ist rasselnd, die pulsoxymetrische Messung der Sauerstoffsättigung zeigt bei einem systolischen Blutdruck von 60 mmHg und einer Herzfrequenz von 120 keinen Wert an.

Bei der Untersuchung zeigen die Pupillen keine Auffälligkeiten, das Mittelgesicht ist jedoch bei beweglichem Oberkiefer instabil. Auskultatorisch sind über den Lungen beidseits Rasselgeräusche zu hören. Der Thorax scheint jedoch stabil. Abdomen, Becken und Beine sind wegen der Einklemmung nicht zugänglich, jedoch ist das rechte Bein sichtbar frakturiert.

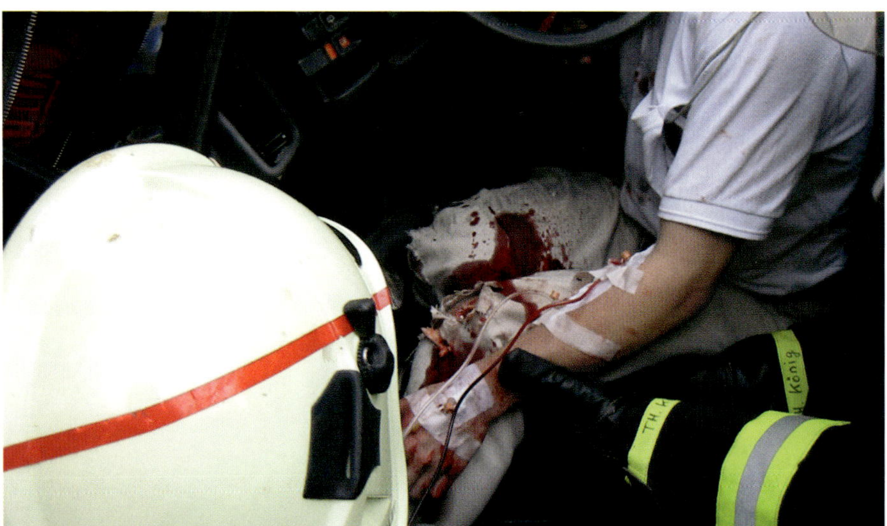

Abb. 4 ▶ Beinverletzung, Foto nach Türöffnung

Differenzialdiagnostik

Bitte denken Sie ein Augenblick nach und entscheiden sich für mögliche Diagnosen. Lesen Sie nach, wie wir entschieden haben: Seite 166.

Sind noch mehr Informationen notwendig?

Weitere Informationen

- Die Halsvenen sind nicht gestaut.
- Die Befreiung des Patienten aus dem Fahrzeug dauert nach Angabe der Feuerwehr voraussichtlich 20 – 30 Minuten.

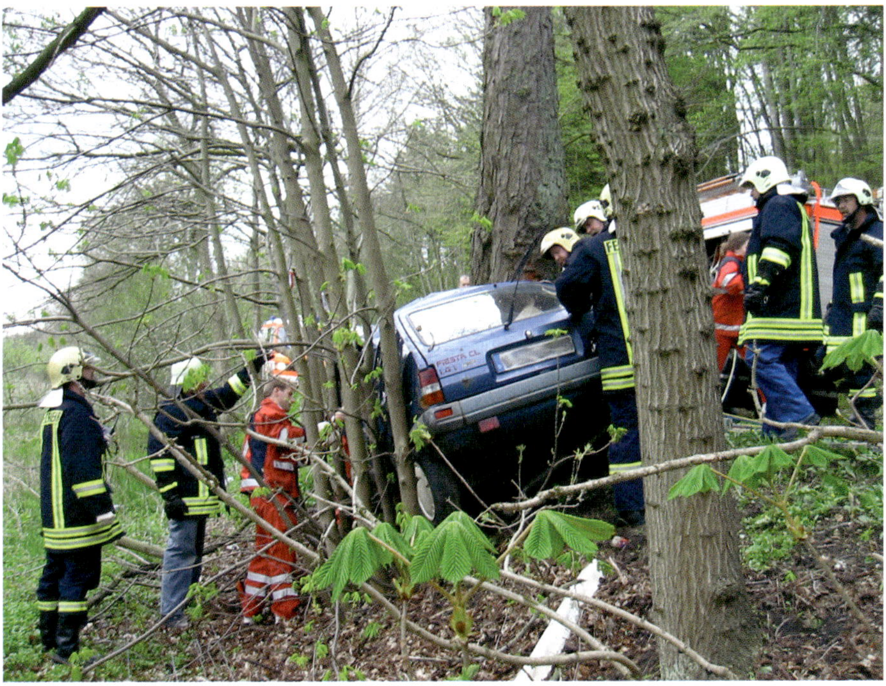

Abb. 5 ▶ Bäume erschweren die Rettung

Verdachtsdiagnose

Überlegen Sie und lesen Sie dann nach: Seite 166.

Therapie

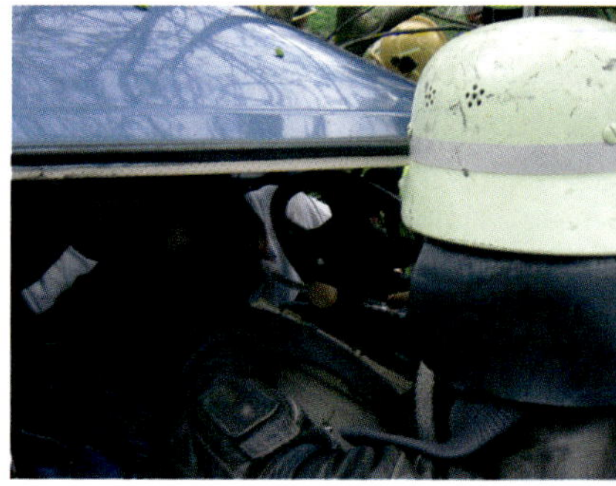

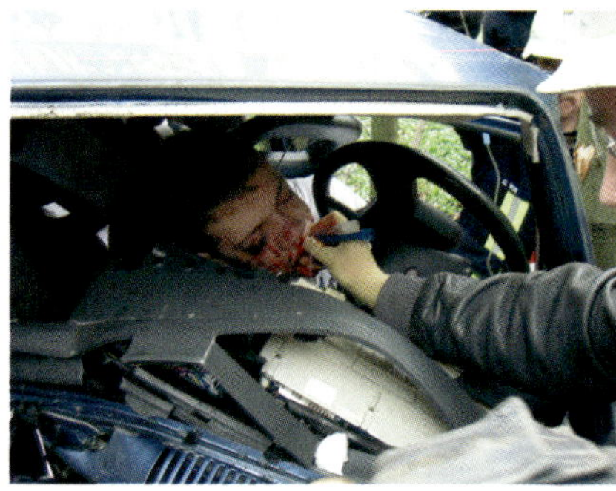

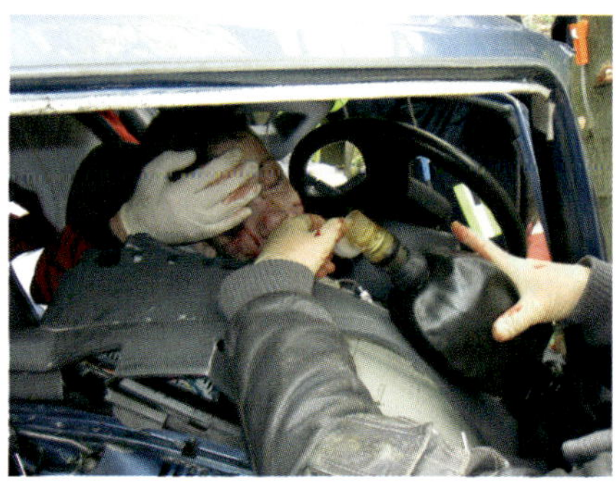

Elementartherapie: Die Vitalfunktionen Atmung, Kreislauf und Bewusstsein sind allesamt gefährdet. Zum Freihalten des Atemweges wird abgesaugt, die Atmung klingt rasselnd. Zur Sicherung der Oxygenierung appliziert die Besatzung des RTW bereits Sauerstoff mit hohem Flow über eine Inhalationsmaske. Zwei großlumige periphervenöse Zugänge (braun, G 14) liegen am linken Arm und Ringerlösung wird »im Schuss« infundiert.

Standardtherapie: Des Weiteren ist das EKG-Monitoring ebenfalls schon angeschlossen und zeigt einen tachykarden Sinusrhythmus. Eine Immobilisation der Halswirbelsäule ist wegen Unzugänglichkeit nicht durchführbar.

Spezielle Therapie: Aufgrund des unter Volumentherapie instabilen Kreislaufes und der absehbar länger dauernden Rettung werden 250 ml HyperHAES® (HAES 6% + NaCl 7,2%) als Druckinfusion appliziert. Die Sicherung der Atemwege scheint bei der Blutung und rasselnden Atmung unbedingt erforderlich. Eine Intubation ist jedoch wegen der Lage und Fixierung des Kopfes nicht möglich. In Nutzen-Risiko-Abwägung wird nun der Einsatz mitgeführter supraglottischer Atemwegshilfen überdacht und der Kombitubus vorbereitet. Durch die zerborstene Windschutzscheibe ist die Mundhöhle des Patienten gut zugänglich, nach Analgosedierung mit 200 mg Ketamin und 5 mg Midazolam gelingt die Platzierung des Kombitubus ohne Probleme. Die Lage wird kapnometrisch überprüft und zeigt sich klassisch ösophageal Lage, sodass die Beatmung über den längeren blauen Schenkel erfolgt. Nach anfänglicher Beatmung mit einem Beatmungsbeutel und Sauerstoff erfolgt die weitere Beatmung unter Narkose während der technischen Rettung maschinell (FiO_2 1,0). Nach Türöffnung zeigen sich schwere Verletzungen im Bereich des rechten Beines. Unter zwischenzeitig angelegter HWS-Immobilisation kann der Patient nach 20 Minuten Rettungszeit aus dem Fahrzeug befreit werden und wird auf die vorbereitete Trage mit Vakuummatratze gelegt. Es zeigt sich zusätzlich eine Fehlstellung des linken oberen Sprunggelenkes, das rechte Bein ist mehrfach frakturiert, teils offen.

Die Frakturen werden nach achsgerechter Reposition immobilisiert, blutende Wunden mit Verband bzw. Druckverband versorgt. Sodann erfolgt der Austausch des Kombitubus gegen einen Orotrachealtubus und eine Magensonde wird unter laryngoskopischer Sicht gelegt. Bei rechtsseitig abgeschwächtem Atemgeräusch erfolgt bei Verdacht auf einen Pneumothorax nun die Anlage einer Thoraxdrainage im vierten Zwischenrippenraum in stumpfer Technik per Minithorakotomie. Während der Versorgung erfolgt die Voranmeldung für den Schockraum einer Klinik der Maximalversorgung unter Nennung des Verletzungsmusters, des Zustandes des Patienten und der voraussichtlichen Eintreffzeit.

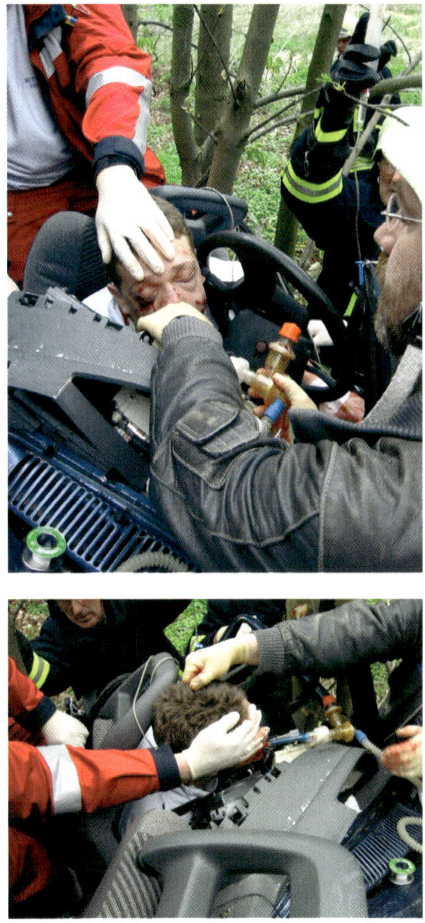

Abb. 6 – 10 ▶ Einsatz des Kombitubus

▶ Frage

Welche Alternativen gibt es zur Atemwegssicherung bei unmöglicher Intubation?

Überlegen Sie sich die Antwort und lesen Sie dann nach: Seite 166.

▶ Diskussion

Bei diesem Einsatz ist einerseits die dringliche schnelle Rettung des Patienten bei instabilem Kreislauf notwendig, aber auch die rasche Sicherung der Atemwege. Die Rettung nimmt jedoch entsprechende Zeit in Anspruch. Zur Atemwegssicherung wurde eine Larynxmaske wegen der sitzenden Position des Patienten und des fehlenden Aspirationsschutzes nicht eingesetzt. Die Intubationslarynxmaske (Fastrach®) schied wegen der räumlichen Enge im Fahrzeug aus und ein Larynxtubus wurde zum Zeitpunkt des Einsatzes nicht mitgeführt.

Der Goldstandard der Atemwegssicherung durch endotracheale Intubation sollte durch das Mitführen alternativer Beatmungshilfen nicht verlassen werden, diese bietet den sichersten Aspirationsschutz und die Möglichkeit einer endotrachealen Absaugung. Daher ist nach Zugänglichkeit der Atemwege auch bei diesem Patienten nach Befreiung aus dem Fahrzeug der Kombitubus gegen einen Endotrachealtubus ausgetauscht worden. Zur endotrachealen Intubation kann der Kombitubus im Ösophagus belassen werden, lediglich der orale große Ballon ist zu entblocken. Nach geglückter Intubation kann schließlich der Kombitubus entfernt werden.

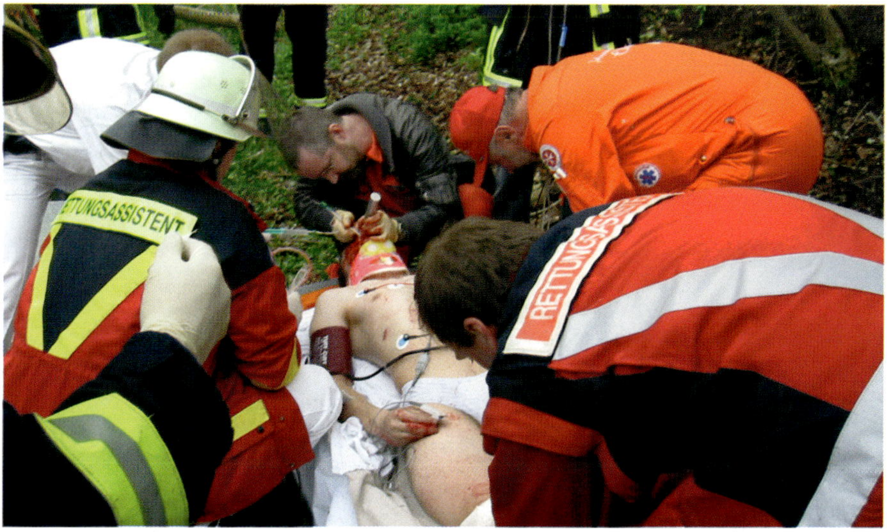

Abb. 11 ▶ Orotracheale Intubation

Antworten

1 Verkehrsunfall mit eingeklemmter Person

Differenzialdiagnostik

- Pat. 1 + 2 (Mercedes): Prellungen
  Ausschluss innerer Verletzungen
- Pat. 3: Mittelgesichtsverletzungen
  Thoraxtrauma/Bauchtrauma
  DD: Herzinfarkt
  II° offene Ellenbogenfraktur links
  Oberschenkelfrakturen beidseits
  Polytrauma

Besteht bei einem Patienten Lebensgefahr?

Ja, es handelt sich bei Pat. 3 um ein Polytrauma. Darunter versteht man zeitgleich entstandene multiple Verletzungen verschiedener Körperregionen oder Organsysteme, die einzeln oder in Kombination eine Lebensbedrohung darstellen.

Verdachtsdiagnose

Polytrauma

Welche Medikamente werden in welcher Dosierung zur Analgosedierung eingeklemmter Patienten eingesetzt? Nennen Sie unerwünschte Nebenwirkungen!

Fentanyl: 2µg/kg – d.h. bei Erwachsenen ca. 0,1 – 0,2 mg (2 – 4 ml) i.v., Steigerung bis zur ausreichenden Analgesie nach Wirkung.
Nebenwirkungen: Atemdepression, Kreislaufdepression

Esketamin: 0,25 – 0,5 mg/kg, d.h. bei Erwachsenen ca. 50 mg i.v.
Nebenwirkungen: Hirndruckanstieg, Alpträume, Tachykardie

Midazolam: zur Sedierung 0,05 – 0,1 mg/kg i.v., d.h. bei Erwachsenen 2 – 5 mg i.v.
Nebenwirkungen: Atemdepression, Kreislaufdepression

Welches Monitoring ist bei eingeklemmten Patienten anzuschließen?

- Blutdruckmessung
- Pulsoxymetrie
- EKG
- bei Beatmung: Kapnometrie

Was ist vor der Narkoseeinleitung bei eingeklemmten Patienten zu fordern?

- vollständig vorbereitetes Equipment zur Intubation, d.h. Beatmungsbeutel mit Reservoir, Beatmungsmaske, O_2, funktionierendes Laryngoskop, Tubus mit Führungsstab, Blockerspritze, Fixiermaterial, Guedel-Tubus, Absaugung, Stethoskop, vorbereitete Kapnometrie
- Zugänglichkeit des Patienten
- vorbereitete Narkose
- Monitoring
- Vorhaltung alternativer Beatmungsmöglichkeiten (Larynxmaske, Kombitubus, ...)

Welcher logistische Faktor spielt neben der medizinischen Versorgung eine große Rolle bei schwer Verletzten?

die Zeit

2 Notfall bei einer Strassenbaufirma

Differenzialdiagnostik

Krampfanfall
- Epilepsie
- Alkoholentzug
- Tumor
- Hypoglykämie
- Herzrhythmusstörung

Begleitverletzungen

Wie erfahren Sie, ob eine Epilepsie bekannt ist?
- bei wachen Patienten Anamnese
- ggf. Fremdanamnese
- Medikation

Wie zuverlässig ist beim Krampfanfall ein EKG?

Es gibt durch die Bewegung viele Artefakte, daher ist unbedingt der Puls zu fühlen!

Verdachtsdiagnose

z.B. Krampfanfall

Wie ist ein Status epilepticus definiert?

Beim Status epilepticus handelt es sich um einen andauernden Krampfanfall oder mehrere nacheinander auftretende generalisierte Krampfanfälle bei anhaltender Bewusstlosigkeit.

Welche Maßnahmen zur Sicherung der Vitalfunktionen sind im Krampfanfall akut notwendig?
- Verletzungsschutz
- Atemwegssicherung
- Aspirationsschutz
- nachfolgend: Sauerstoffgabe, Anlage eines gut zu fixierenden periphervenösen Zuganges

Welche Medikamente werden zur Durchbrechung eines Krampfanfalles primär eingesetzt?

Benzodiazepine, z.B. Clonazepam (Rivotril®), Midazolam (Dormicum®), Diazepam (Valium®)

Worauf ist in der Erstversorgung von Brandverletzten bezüglich der Temperatur unbedingt zu achten?

Initiale Kühlung stellt eine Ersthelfermaßnahme dar, anschließend ist unbedingt Wärmeerhalt notwendig. Dies gilt insbesondere bei Frierreaktionen des Patienten oder nach Narkoseeinleitung. Fahrzeugtüren des RTW sind geschlossen zu halten und der Innenraum muss beheizt werden.

Wieviel Infusionsvolumen sollen Schwerbrandverletzte erhalten?

Ringer-Laktat 1000 ml/Stunde bis zum Erreichen der Zielklinik.
In der Klinik wird vielfach die Parkland-Formel zum Errechnen des Volumenbedarfs genutzt (VKO = Verbrannte Körperoberfläche):

$$4 \times \text{kgKG} \times \%\ \text{VKO}\ (\text{II}^\circ + \text{III}^\circ)$$

Die erste Hälfte der errechneten Menge wird in den ersten acht Stunden gegeben, die zweite Hälfte in den folgenden 16 Stunden.

3 Sturz eines Kindes

Differenzialdiagnostik

- Schädel-Hirn-Trauma
- Thoraxtrauma
- innere Verletzungen
- Unterarmfraktur links
- Beckenfraktur
- Wirbelfrakturen

Verdachtsdiagnose

- Verdacht auf Polytrauma
- Schädel-Hirn-Trauma
- distale Unterarmfraktur links
- Verdacht auf Beckenfraktur
- Verdacht auf innere Verletzungen

Wie dosiert man im Kindesalter zur Narkose?

▶ *Komponente*	▶ *Narkoseeinleitung i.v.*
Analgetikum	entweder Fentanyl 2 – 5 µg/kg (oder Esketamin 1 – 1,5 mg/kg)
Hypnotikum	und Etomidat 0,3 mg/kg oder Propofol 3 – 4 mg/kg oder Thiopental 5 (– 7) mg/kg (oder Esketamin 1 – 1,5 mg/kg)
Sedativum	und Midazolam 0,1 – 0,2 mg/kg oder Diazepam 0,5 – 1 mg/kg
Relaxans	ggf. zur Intubation Succinylcholin 1 – 1,5 mg/kg ggf. nach Intubation z.B. Rocuronium 0,4 mg/kg

Wonach richtet sich die Tubusgröße?

Die Größe des kleinen Fingers des Kindes kann als Anhaltswert dienen.

Anhaltswerte: Tubusgröße (Innendurchmesser in mm) = 1/4 Alter (in Jahren) + 4
Intubationstiefe Zahnreihe = Körpergröße/10 + 5 cm
Atemzugvolumen = 10 ml/kgKG

4 Stenokardie

Differenzialdiagnostik

- Myokard-Reinfarkt
- Aortendissektion
- Pneumonie
- Lungenembolie

Verdachtsdiagnose

Vorderwand-Reinfarkt

Welches sind die akut lebensbedrohlichen Komplikationen eines Herzinfarktes?

- Herzrhythmusstörungen, schlimmstenfalls Kammerflimmern
- Pumpversagen (kardiogener Schock, Lungenödem)

Wann sollte auf die Gabe von Aspisol® verzichtet werden?

- Allergie auf Acetylsalicylsäure
- Asthma
- Blutungsneigung

Was bedeutet »STEMI«?

»ST-elevating myocardial infarction« (ST-Hebungsinfarkt)

5 Stromunfall

Differenzialdiagnostik

- Stromunfall durch Niederspannung
- Ausschluss Herzrhythmusstörung
- Ausschluss Begleitverletzungen

Verdachtsdiagnose

Stromunfall durch Niederspannung

Sind verspätet auftretende Herzrhythmusstörungen nach einem Stromunfall häufig?

Nein – wenn Rhythmusstörungen auftreten, dann sofort. Nur bei Hochspannungsunfällen mit großen Brandverletzungen treten Elektrolytverschiebungen auf und können so Herzrhythmusstörungen auch zu einem späteren Zeitpunkt hervorrufen.

6 Motorrollerunfall

Differenzialdiagnostik

- Schädel-Hirn-Trauma
- Bewusstseinstrübung anderer Ursache
- Ausschluss innerer Verletzungen
- Ausschluss Wirbelfraktur
- Hypothermie

Verdachtsdiagnose

- schweres Schädel-Hirn-Trauma
- Ausschluss Begleitverletzungen

Was ist zur Narkose vorzubereiten?

- Sauerstoffgabe vor Einleitung
- Beutel mit Maske, Sauerstoffreservoir, Beatmungsfilter
- überprüfter Tubus mit angefeuchtetem Führungsstab
- Guedel-Tubus
- Fixiermaterial
- einsatzbereite Absaugung
- funktionierendes Laryngoskop
- Monitoring (Pulsoxymetrie, EKG, Kapnometrie)
- Stethoskop
- Beatmungsgerät
- Narkosemedikamente

7 Arbeitsunfall auf einer Baustelle

Differenzialdiagnostik

Verletzung rechtes Knie durch Nagel

Verdachtsdiagnose

Verletzung rechtes Knie durch Nagel

Ist bei Esketamin die Gabe eines Benzodiazepins zu empfehlen?

Ja, auch Esketamin kann zu Horrorträumen führen; es gilt, diese Traumerlebnisse zu dämpfen.

8 Hilflose Person

Differenzialdiagnostik

- Hypothermie
- Depression
- Ausschluss von Begleitverletzungen
- Intoxikation (Tabletten, Alkohol)

Verdachtsdiagnose

- Hypothermie
- Depression

Welches ist die größte Gefahr bei Umlagerung?

Umverteilung des Blutes kann einen Abfall der Körpertemperatur verursachen und dadurch Herzrhythmusstörungen bis zum Kammerflimmern auslösen.

Ist die gemessene Temperatur glaubhaft oder eher eine Fehlmessung?

Da die Patientin friert, handelt es sich nach klinischen Gesichtspunkten um eine mäßige Hypothermie (32 – 35 °C). Der Wert ist glaubhaft.

Ist körperliche Aktivität der Patientin anzuraten?

Nein, aktive und passive Bewegungen sind zu vermeiden und auf ein Minimum zu reduzieren. Des Weiteren ist die Patientin vor weiterer Auskühlung zu schützen.

9 Kind mit Verbrühung

Differenzialdiagnostik

- Verbrühung
- Hypothermie

Diagnose

- Verbrühung
- Hypothermie
- Bronchitis

Warum sind kolloidale Infusionslösungen bei Brandverletzungen nur nach sehr strenger Indikation präklinisch zu verabreichen?

Kolloidale Infusionen wandern durch das kapilläre Leck in das Interstitium (Zwischenzellraum), binden dort Wasser und führen so zu einer Verlängerung der Ödemphase. Nur bei akutem Volumenverlust, z.B. durch Begleitverletzungen oder bei (primär seltener) Kreislaufinstabilität, ist die Gabe abzuwägen.

10 Bewusstseinstrübung

Differenzialdiagnostik

- Alkoholintoxikation
- Krampfanfall
- zentrale neurologische Störung (Schlaganfall/intrakranielle Blutung)
- Exsikkose
- Hypoglykämie

Verdachtsdiagnose

Hypoglykämie

Welches sind die Symptome einer Hypoglykämie?

- feuchte Haut
- Heißhunger
- Nervosität
- neurologische Störungen aller Art (z.B. Krampfanfall, Halbseitensymptomatik, Verwirrtheit)

Welche Menge Glukose ist zu geben?

15 – 25 g Glukose i.v. bei Bewusstlosigkeit, anschließende BZ-Kontrolle

11 Landwirtschaftlicher Arbeitsunfall

Differenzialdiagnostik

traumatische Querschnittlähmung durch Wirbelfraktur,
Ausschluss weiterer Verletzungen:

- Thoraxtrauma
- z.B. innere Blutung durch Nierenverletzung
- Beckenverletzung (Sensibilitätsstörung!)

Verdachtsdiagnose

traumatische Querschnittlähmung

Warum belassen Sie nicht einen Patienten auf der Schaufeltrage nach Umlagerung auf die Vakuummatratze?

Druckstellen wären möglich und sind zu vermeiden. Insbesondere die gestörte Sensibilität bei einer Querschnittlähmung erfordert eine sachgerechte Lagerung und die Vermeidung von Sekundärschäden!

Darf man Patienten mit Querschnittlähmung zur Untersuchung des Rückens auf die Seite drehen?

Im Rahmen einer Ganzkörperuntersuchung ist diese Maßnahme zur Untersuchung des Rückens möglich, zumindest ist ein Abtasten des Rückens erforderlich. Zu beachten ist eine achsgerechte leichte Drehung zur Seite unter Vermeidung einer Knickbewegung. Bei möglicher Schädigung der HWS ist zuvor eine Immobilisation der Halswirbelsäule notwendig. Zur operativen Versorgung ist übrigens häufig eine Bauchlagerung erforderlich, somit ist ebenfalls eine vorsichtige Umlagerung nötig.

12 Kreislaufprobleme

Differenzialdiagnostik

- Myokardinfarkt
- Lungenembolie
- thorakales Aortenaneurysma
- Pneumo-/Hämatothorax links
- Blutung (z.B. gastrointestinal)

Verdachtsdiagnose

- kardiogener Schock
- Aortenaneurysma

Welche Wirkungen hat Dopamin?

Dopamin wirkt auf verschiedene Rezeptoren. Im unteren Dosisbereich (bis 3 µg/kg/min) werden Dopaminrezeptoren stimuliert, Nierengefäße erweitern sich. Dennoch führt es zu keiner Verbesserung der Nierenfunktion. Höhere Dosierungen stimulieren zunächst β-Rezeptoren (3 – 5 µg/kg/min), die Herzkraft und das HZV steigen. Noch höhere Dosierung (> 5 µg/kg/min) führt zur α-Rezeptor-Stimulation und damit zur peripheren Vasokonstriktion.
Rezeptorspezifische Katecholamine werden heutzutage bevorzugt: Arterenol® stimuliert bevorzugt α-Rezeptoren, Dobutamin bevorzugt β-Rezeptoren.

13 Suizid

Differenzialdiagnostik

- Atem-Kreislaufstillstand
- Zyanidintoxikation
- CO-Vergiftung

Verdachtsdiagnose

Tod durch Zyanidvergiftung

Welche Antidote werden bei Zyanidvergiftungen eingesetzt?

- 4-DMAP 3 – 4 mg/kgKG
  - führt zur Methämoglobinbildung, Zyanidionen binden an das dreiwertige Eisen
  - cave: bei Inhalationstrauma unbekannter CO-Hb und MetHb-Spiegel: nicht einsetzen!
- 10% Natriumthiosulfat 50 – 100 mg/kgKG
  - liefert Schwefel für die enzymatische Entgiftung (Thiozyanatbildung)
- Cyanokit® 2,5 g
  - Zyanid bildet Komplexe mit Kobalt, sodass Hydroxocobalamin als Antidot verwendet werden kann. Über 15 Minuten erfolgt eine Kurzinfusion.

14 Sturz vom Dach

Differenzialdiagnostik

- Verdacht auf LWS-Fraktur
- Ausschluss innerer Verletzungen

Verdachtsdiagnose

LWS-Fraktur

Ist der Einsatz der Drehleiter notwendig?

Der Unfallmechanismus macht eine Wirbelsäulenschädigung wahrscheinlich und erfordert eine schonende Rettung unter konsequenter Immobilisation des Patienten. Dazu ist eine Rettung mit der Drehleiter optimal.

Ist das Kribbeln in der Wade ein neurologisch ernst zu nehmendes Symptom?

Das Kribbeln als Symptom ist auch ohne motorische Störung ernst zu nehmen. Eine Nervenirritation ist somit sehr wahrscheinlich. Es besteht jedoch keine Querschnittsymptomatik.

15 Arbeitsunfall

Differenzialdiagnostik

- Hautläsion durch Polyurethanschaum (chemisch, thermisch)
- Ausschluss Begleitverletzungen durch Maschinenexplosion und Sturz

Verdachtsdiagnose

- Hautläsionen durch Polyturethanschaum
- Ausschluss Begleitverletzungen

Wie wird Esketamin zur Analgosedierung dosiert?

Immer nach Bedarf: 0,125 – 0,25 (– 0,5) mg/kg i.v.

16 Internistischer Notfall

Differenzialdiagnostik

- gastrointestinale Blutung
  - Ösophagusvarizen
  - blutendes Magenulcus/Duodenalulcus
  - Tumorblutung
- Hämoptyse (Bluthusten)
  - Tumor
  - Infektion
- Erbrechen rötlicher Nahrung

Verdachtsdiagnose

obere gastrointestinale Blutung

Ist ein eiliger Transport in die Klinik erforderlich?

Ja, eine innere Blutung lässt sich präklinisch nicht beherrschen, der Volumenverlust ist schwer einzuschätzen, eine plötzliche Dekompensation des Kreislaufes ist möglich.

17 Motorradunfall

Differenzialdiagnostik

- III° offene Oberschenkelfraktur links
- III° offene Unterschenkelfraktur links
- Frakturen linker Fuß
- Ausschluss Begleitverletzungen

Verdachtsdiagnose

schwere Verletzungen linkes Bein mit Frakturen

Dürfen offene Frakturen reponiert werden?

Ja, man sollte die Reposition immer versuchen, eine Fehlstellung ist unphysiologisch!

18 Verschüttung

Differenzialdiagnostik

- knöcherne Verletzungen:
  - Wirbelsäulenverletzung
  - Beckenfraktur
  - Beinfraktur
- Weichteilverletzungen
- innere Verletzungen (Thorax-/Bauchtrauma)

Verdachtsdiagnose

- Ausschluss knöcherner Verletzung
- Ausschluss innerer Verletzungen

Welches sind die Erstmaßnahmen bei Verschüttung?

- immer Patientensicherung unter Eigensicherung
- primäre Sicherung der Vitalfunktionen

19 Frontalzusammenstoss

Differenzialdiagnostik

- SHT
- Thoraxtrauma rechts
- Ausschluss innerer Verletzungen
- Beckenfraktur
- Beinfrakturen
- Ausschluss Wirbelfrakturen

Verdachtsdiagnose

Polytrauma

- beidseitige Femurfraktur
- Beckenfraktur
- offene Unterschenkelfraktur rechts
- Thoraxtrauma rechts
- leichtes Schädel-Hirn-Trauma
- Ausschluss innerer Verletzungen

Welche Gefahr beinhaltet die Gabe von Propofol beim Polytrauma?

Propofol ist stark kreislaufdepressiv, bei Kreislaufinstabilität ist daher die Anwendung von Etomidat abzuwägen. Allerdings darf Etomidat nicht kontinuierlich wegen einer Hemmung der Nebennierenrinde zur Aufrechterhaltung der Narkose appliziert werden.

20 Notfall in Arztpraxis

Differenzialdiagnostik

Herzrhythmusstörung
- ventrikuläre Tachykardie
- supraventrikuläre Tachykardie mit Blockbild
- Schrittmacherfehlfunktion, z.B. Myokardinfarkt, Elektrolytentgleisung, Kardiomyopathie

Verdachtsdiagnose

tachykarde Herzrhytmusstörung mit breiten QRS-Komplexen

Welche Therapiemöglichkeiten gibt es zur Behandlung von tachykarden Herzrhythmusstörungen?

1. Vagusreiz (Valsalva-Manöver, also »pressen lassen«, Bulbusdruck, Karotisdruck)
2. Medikamente
   - ß-Blocker (z.B. Beloc®, Brevibloc®)
   - Kalziumantagonisten (z.B. Isoptin®)
   - Ajmalin (Gilurytmal®)
   - Adenosin (Adrekar®)
   - Amiodaron (z.B. Cordarex®)
3. Elektrotherapie
   - Kardioversion
   - Defibrillation

21 Verkehrsunfall

Differenzialdiagnostik

- Volumenmangelschock
- kardiogener Schock
- Spannungspneumothorax

Verdachtsdiagnose

Spannungspneumothorax

Welche Symptome weisen auf den Spannungspneumothorax?

- instabiler Kreislauf
- obere Einflussstauung
- Luftnot/respiratorische Insuffizienz
- fehlendes Atemgeräusch

22 Überrolltrauma

Differenzialdiagnostik

- Extremitätenfrakturen
- Beckenfrakturen
- intraabdominelle Blutung
- Thoraxtrauma
- Spannungspneumothorax
- Wirbelsäulenverletzung
- Schädel-Hirn-Trauma
- Herzinfarkt

Verdachtsdiagnose

Polytrauma
- Beckenfraktur
- Verdacht auf Oberschenkelfraktur links
- Thoraxtrauma links
- Kopfplatzwunde links
- leichtes Schädel-Hirn-Trauma

Aus welchen Komponenten besteht HyperHAES®?

- 7,2% NaCl (hyperton)
- 6% HAES 200/05 (isoonkotisch)

Welche Menge HyperHAES® darf infundiert werden?

4 ml/kgKG

23 Pkw gegen Baum

Differenzialdiagnostik

Polytrauma mit
- Schädel-Hirn-Trauma
- Mittelgesichtsfraktur
- Thoraxtrauma
- Frakturen im rechten Bein

Verdachtsdiagnose

Polytrauma

Welche Alternativen gibt es zur Atemwegssicherung bei unmöglicher Intubation?

- Kombitubus/Easytube®
- Larynxmaske®/Intubationslarynxmaske (Fasttrach®)
- Larynxtubus®
- Koniotomie

Autor

Dr. med. Peer G. Knacke
Facharzt für Anästhesiologie
Sana Kliniken Ostholstein GmbH
Klinik Eutin
Hospitalstraße 22
23701 Eutin

E-Mail-Kontakt:
P.Knacke@t-online.de

Der Autor ist als Oberarzt in der Abteilung für Anästhesise, Rettungsmedizin und Schmerztherapie der Sana Kliniken Ostholstein tätig und hat die Funktion des 2. Ärzlichen Leiters Rettungsdienst im Kreis Ostholstein inne. Peer G. Knacke ist Vorstandsmitglied der AGNN (Arbeitsgemeinschaft in Norddeutschland tätiger Notärzte); als Redaktionsmitglied der Zeitschrift RETTUNGSDIENST (S+K-Verlag) schreibt er seit mehreren Jahren regelmäßig Beiträge und betreut einzelne Themenhefte mit den Schwerpunkten Narkose, Atemwegsmanagement, Traumatologie und Kindernotfälle. Auf seinen zahlreichen Vorträgen stellt er immer wieder reale Fallschilderungen, auch in Bild und Ton, vor.

Sämtliche Abbildungen in diesem Buch stammen vom Autor, sofern nicht anders angegeben.